Ayuno Intermitente

¿Cómo perder peso, quemar grasa y aumentar su claridad mental sin tener que renunciar a todos sus alimentos favoritos?

Índice

Introducción

A veces puede ser difícil saber cuál es la mejor opción para usted con todos los diferentes tipos de planes de dieta que existen. A algunas personas les gusta la idea de la dieta cetogénica y comer grasas buenas para promover una gran cantidad de pérdida de grasa. A otros les gusta elegir un plan de dieta que les ayude a bajar su presión arterial y reducir su consumo de sal. También hay opciones que son bajas en grasa y altas en carbohidratos, opciones para la limpieza y mucho más. ¿Pero cuál es la mejor para usted?

Gran parte de esta guía estará enfocada al análisis del ayuno intermitente y todos los beneficios que pueden obtenerse al seguir este plan de alimentación. El ayuno intermitente fomenta la alimentación saludable y limita los alimentos procesados y basura que son comunes en la dieta estadounidense. Sin embargo, lo más importante es que el ayuno intermitente se centra en cambiar la forma y los tiempos en que usted come.

Lo ideal es permitir que el cuerpo realice ayunos a corto plazo durante la semana. Esto puede ayudar a limpiar el cuerpo, acelerar el metabolismo y naturalmente, ayudarle a reducir la cantidad de calorías que consume durante la semana. Dado que existen diferentes opciones en cuanto al tipo de ayuno intermitente que usted puede elegir, asegúrese de encontrar el método que mejor se adapte a sus necesidades.

Esta guía le proporcionará todo lo que usted necesita saber para comenzar con el ayuno intermitente. Exploraremos qué es el ayuno intermitente, cómo comenzar, algunos de los diferentes métodos que acompañan al ayuno intermitente y algunos de los beneficios y efectos secundarios que acompañan a este tipo de plan de alimentación. El ayuno intermitente puede ser una forma diferente de comer que le proporcionará algunos beneficios sorprendentes.

Las normas del ayuno son bastante simples de seguir y es una excelente manera de mejorar casi todos los aspectos de su salud. Además de ayudarle a perder peso y grasa abdominal, el ayuno intermitente puede ayudarle a quemar grasa, combatir algunos tipos de cáncer, reducir sus niveles de insulina, ayudarle a mantener la agudeza mental, combatir y prevenir la diabetes y mucho más. Todo lo que usted necesita es ajustar las horas en las que come durante el día.

El ayuno intermitente ha demostrado ser eficaz para ayudar a muchas personas a perder peso y sentirse mejor. Si bien algunos de los resultados son similares a lo que se obtienen con la restricción calórica continua, el ayuno intermitente es a menudo más fácil de seguir que este último e incluso puede ayudarlo a mantener más masa muscular magra durante el proceso.

¡Tómese un tiempo para leer esta guía y aprender todo lo que necesita saber acerca del ayuno intermitente!

Capítulo 1: ¿Qué es el Ayuno Intermitente?

Si bien hay muchos planes de dieta diferentes, el ayuno intermitente suele ser un método más efectivo para ayudarle a trabajar en su salud y perder peso. Este método puede hacer mucho por su cuerpo y las reglas son bastante simples.

Cuando usted esté ayunando debe enfocarse en comer alimentos saludables, pero no hay requisitos estrictos sobre los alimentos que usted debe comer. Con esta opción, usted se enfocará más en separar su día en dos períodos, uno para comer y otro para ayunar o abstenerse de comer. El segundo período, su ventana de ayuno, debe ser más largo de lo normal para ayudarlo a controlar mejor sus hábitos alimenticios y las calorías que ingiere cada día para mejorar su salud.

El ayuno intermitente y sus diferentes métodos han crecido en popularidad. Con todos los excelentes beneficios para la salud y la relativa facilidad con que las personas pierden peso en este plan de alimentación, no es de extrañar que todos deseen probarlo. ¡Echemos un vistazo a algunos de los conceptos básicos que usted debe conocer sobre el ayuno intermitente, antes de continuar con el análisis de los beneficios, cómo comenzar y mucho más!

La Historia del Ayuno

El ayuno no es una idea nueva. Ha existido durante miles de años. Pitágoras ensalzó las virtudes del ayuno, Santa Catalina de Siena practicó el ayuno y Paracelso, un médico durante el Renacimiento, llamó al ayuno "un médico dentro de todos nosotros". El ayuno, de una forma u otra, es una tradición distinguida y, a lo largo de los siglos, los que la siguen afirman que el ayuno puede traer renovación espiritual y física.

En las culturas primitivas la gente debía ayunar antes de ir a la guerra. También fue considerado un ritual de mayoría de edad en muchas culturas. Si la gente estaba preocupada por una deidad enojada a menudo se requería un ayuno, y los norteamericanos lo harían como una ceremonia para evitar problemas como el hambre.

Muchas de las principales religiones del mundo han implementado el ayuno como parte de sus rituales. Puede ser utilizado como una forma de autocontrol y penitencia o promulgado para grandes eventos religiosos. Por ejemplo, el judaísmo tiene varios días de ayuno cada año, incluido el Día de la Expiación y Yom Kippur. En el Islam, los seguidores ayunan durante el mes de Ramadán. La ortodoxia de Pascua y los católicos romanos seguirán un ayuno de 40 días durante la Cuaresma.

Mientras que el ayuno ha sido comúnmente asociado con prácticas religiosas y culturales en el pasado, en algunas ocasiones el ayuno también se usaba para otras cosas. Por ejemplo, a menudo se ha utilizado como una herramienta de protesta política. Mahatma Gandhi y los sufragistas se sometieron a 17 ayunos durante la lucha por la independencia de India.

Durante el siglo XIX, una práctica conocida como ayuno terapéutico se hizo popular para prevenir y tratar, cuando se realizaba bajo supervisión médica. Esto se convirtió en algo que creció con el Movimiento de Higiene Natural y sigue siendo popular hoy en día. Esto fue visto como una forma natural de ayudar a limpiar el cuerpo y prevenir enfermedades sin tener que preocuparse tanto por tomar medicamentos que podrían causar muchos efectos secundarios y dañar el cuerpo.

Hoy en día hay muchas razones por las cuales alguien se sometería a un ayuno. Pueden elegir hacerlo como parte de su religión, para protestar en contra de algo con lo que no están de acuerdo o como una manera de limpiar sus cuerpos y ayudarles a perder peso. El ayuno tiene una larga historia y muchos usos diferentes, lo que lo convierte en la opción perfecta cuando usted esté listo para realizar algunos cambios en su dieta y estilo de vida.

Puntos Básicos del Ayuno Intermitente

El ayuno intermitente se trata principalmente de la hora a la que usted come, aunque los alimentos que consume durante el ayuno pueden ser importantes también. Con una dieta tradicional estadounidense, usted puede comer fácilmente durante todo el día. Muchas personas comienzan con el desayuno, toman un refrigerio a media mañana, un almuerzo, otro refrigerio, una gran cena, e incluso otro refrigerio antes de acostarse. Incluso hay algunos planes de alimentación saludables que recomiendan comer cinco o seis veces al día para ayudarle a perder peso.

Todos estos planes de dieta terminan permitiéndole comer demasiadas calorías durante el día. Usted está alimentando su cuerpo con un suministro constante de energía en forma de glucosa, pero la mayor parte no se utiliza y, con el tiempo, luego se almacena como grasa corporal adicional. Nos sumergimos en un mal ciclo de comer un montón de carbohidratos y calorías y aún queremos más. Este ciclo lo hará ganar peso y le causará toda una serie de afecciones de salud.

Con el ayuno intermitente su objetivo será cambiar este ciclo. Usted aprenderá a limitar sus ventanas para comer y no estará comiendo todo el tiempo. Esto puede ayudarle a reducir las cantidades que ingiere y, naturalmente, puede conducir a la pérdida de peso. Hay diferentes opciones de ayuno intermitente. Algunos métodos de ayuno le exigirán que permanezca 24 horas sin comer, otros que tenga unos pocos días a la semana donde solo consuma 500 calorías, y otros consistirán en hacer ayunos más pequeños todos los días, lo que limita su ventana para comer a ocho horas aproximadamente.

Usted estará limitando la cantidad de veces en las que puede comer durante el día, sin importar el método de ayuno que elija. Esto resultará en un consumo menor de calorías, pérdida de peso más fácil y más tiempo para disfrutar de la vida. ¡Piense en toda la libertad que obtendrá simplemente eliminando algunas de las comidas que debe planificar y preparar cada semana!

Cuando realice un ayuno intermitente deberá considerar el plan de dieta a seguir. A muchas personas les gusta la dieta cetogénica porque ayuda a aumentar la quema de grasa asociada al ayuno. Sin embargo, muchos otros planes de dieta también pueden funcionar con ayunos intermitentes. No trate de comenzar sin un plan de dieta. No hay un plan de dieta asociado con el ayuno, pero si usted continúa ingiriendo demasiadas calorías y comiendo basura, será muy difícil que vea los resultados de su ayuno.

También hay diferentes métodos de ayuno que usted puede elegir dependiendo de qué tipo de ayuno intermitente desea. A algunas personas les gusta el ayuno en días alternos. A otras les gusta ayunar algunos días a la semana cuando están muy ocupadas. A otras les gusta hacer ayunos cortos cada día. Todos estos métodos pueden ser efectivos; usted solo tiene que elegir el que se ajuste a su horario y seguirlo.

¿Debe preocuparse por la Inanición?

Una preocupación común sobre el ayuno intermitente es que si usted practica este estilo de alimentación, pondrá a su cuerpo rápidamente en modo de inanición. La preocupación consiste en que estos pequeños ayunos serán suficientes para arruinar el metabolismo y dificultar la pérdida de peso o incluso el funcionamiento correcto del metabolismo. El mayor problema aquí es que esta preocupación se basa en la idea de que nuestros cuerpos no pueden manejar el estrés, e incluso pasar algunas horas sin comer puede hacer que todo se salga de orden. Esto es falso.

Piense en sus antepasados. ¿Ellos tenían comida a su disposición constantemente? ¿Tenían efectos metabólicos horribles cuando tenían que pasar algunos días sin comer debido a la hambruna o porque la comida era difícil de conseguir? No. Sus cuerpos y los nuestros se adaptaron para poder manejar esos momentos sin comida, lo cual los ayudó a ellos y a nosotros a sobrevivir.

Usted entra en inanición cuando pasa mucho tiempo sin comer. El cuerpo comienza a reconocer que no está recibiendo la nutrición que una vez recibió, por lo que desacelerará el metabolismo para mantenerlo vivo. Sin embargo, los estudios muestran que esto tarda en ocurrir 72 horas o más. El ayuno intermitente generalmente dura menos de 24 horas seguidas. Unos pocos llegan hasta las 36 horas, pero eso es todo.

Estos ayunos no serán lo suficientemente largos como para acercar a su cuerpo a la inanición. Por el contrario, durante estos ayunos cortos el cuerpo pasará más tiempo acelerando el metabolismo, quemando más calorías a medida que consume la glucosa disponible y luego consumirá las reservas de glucógeno también. Su cuerpo quemará más calorías de lo normal y no hay riesgo de entrar en el modo de inanición, debido a que el ayuno es muy corto y usted se concentrará en comer alimentos saludables y nutritivos durante las ventanas de comidas.

Es importante que usted se limite al ayuno que eligió y no exagere. Si no come alimentos saludables durante su ventana de comida, o elige comer muy pocas calorías durante ese tiempo y sus ayunos son demasiado largos, podría correr el riesgo de entrar en el modo de inanición con todos los problemas que esto conlleva. Sin embargo, si usted sigue bien su ayuno intermitente elegido y come los alimentos correctos, no tiene que preocuparse por este problema.

¿Quién es el más beneficiado del ayuno intermitente?

Casi todos pueden beneficiarse de un ayuno intermitente. El ayuno intermitente ayuda a acelerar el metabolismo, puede darle más energía, pone al cuerpo en modo de quema de grasa y, a menudo, puede resultar en pérdida de peso y beneficios para la salud, a diferencia de cualquier otro plan de dieta. Las personas que más se beneficiarán del ayuno intermitente son:

●Aquellos que quieran perder peso.

●Aquellos que quieran cambiar sus hábitos alimenticios.

●Levantadores de pesas y fisicoculturistas.

● Aquellos que quieren aprender a escuchar más a sus cuerpos e identificar cuándo tienen hambre, sed o necesitan lidiar con algo.

●Aquellos que quieren simplificarse la vida con menos comidas que planificar.

●Quienes quieran mejorar la salud de su corazón.

●Aquellos que quieren luchar contra la diabetes.

●Aquellos que buscan mantener el cerebro fuerte y trabajar bien.

●Quienes estén interesados en deshacerse de la grasa del vientre.

¿Existe alguna persona que no deba hacer ayuno intermitente?

Si bien un ayuno intermitente puede ser una excelente manera de ayudar a mejorar su salud y perder peso, algunas personas deben considerar no hacer un ayuno intermitente. Estas personas pueden experimentar problemas para obtener la cantidad correcta de nutrición durante el día en que ayunan y es posible que tengan que preocuparse por los medicamentos u otros problemas que el ayuno puede agravar. Las personas que deben considerar no hacer un ayuno intermitente, o al menos deben discutirlo con su médico con antelación son:

- Niños y adolescentes que aún están en desarrollo y crecimiento.

- Mujeres embarazadas.

- Mujeres en período de lactancia.

- Personas que hayan sido sometidas a alguna cirugía recientemente y que estén en período de recuperación.

- Personas con ciertos desórdenes alimenticios.

- Aquellos que estén por debajo de peso.

- Diabéticos que estén siendo controlados con insulina.

- El ayuno intermitente puede generar interacciones negativas con ciertos tipos de medicamentos. Asegúrese de discutir esto con su médico antes de comenzar.

- El ayuno intermitente es un excelente plan de alimentación que le facilita perder peso y mejorar su salud. Sin embargo, tomando en cuenta las condiciones anteriores, puede ser un desafío ayunar y obtener una nutrición adecuada durante todo el día y no solo durante las ventanas cortas para comer.

Capítulo 2: ¿Cómo ayuda el ayuno intermitente a quemar grasas y perder peso?

Cuando usted realiza un ayuno intermitente, obliga a su cuerpo a dejar de depender de una fuente constante de glucosa para alimentarlo. Debido a que usted pasa tanto tiempo sin comer, su cuerpo todavía tiene que buscar algún tipo de combustible para ayudarlo a funcionar y hacerlo funcionar bien. Recurrirá a quemar el glucógeno almacenado del cuerpo o la grasa corporal almacenada. Solo haciendo estos ayunos a corto plazo cada día, quemará la grasa extra de su cuerpo, eliminará calorías y perderá peso más rápido que nunca.

El ayuno intermitente consiste en agregar ayunos cortos a su vida diaria. El objetivo es reducir la cantidad de calorías que usted consume y aumentar la velocidad del metabolismo al mismo tiempo. Esto puede resultar no solo en un montón de excelentes beneficios para la salud, sino también en la pérdida de peso. Pero, ¿por qué el ayuno intermitente es tan efectivo para ayudar a quemar grasa y perder peso? Veamos algunas de las formas en que el ayuno intermitente afectará a su cuerpo y le ayudará a obtener los resultados que desea.

¿Cómo afecta a sus hormonas el ayuno intermitente?

La forma en que el cuerpo almacena la energía o calorías no consumidas que ingiere, es en forma de grasa corporal. Cuando usted pasa por un período sin comer nada, su cuerpo experimentará cambios que pueden ayudarlo a acceder de una mejor forma a su energía almacenada. Estos pueden ser los cambios en sus hormonas y la actividad de su sistema nervioso.

Durante el ayuno, notará que hay algunos cambios que ocurren en su metabolismo tales como:

- Norepinefrina: el sistema nervioso enviará esta hormona a las células grasas almacenadas. Esta hormona hace que las células grasas se descompongan en ácidos grasos libres. El cuerpo puede tomar estos ácidos grasos y usarlos como energía.

- HGH u hormona de crecimiento humana: los niveles de la hormona pueden aumentar como locos. Esta hormona puede ayudar en muchos procesos del cuerpo, como el aumento de músculo y la pérdida de grasa.

- Insulina: cuando usted come cualquier alimento su insulina va a aumentar. Pero cuando usted entra en ayuno sus niveles de insulina disminuirán bastante. Los niveles más bajos de insulina en el cuerpo lo ayudarán a quemar más grasa.

A pesar de lo que dicen los defensores de cinco a seis comidas por día, continuar con estos ayunos a corto plazo puede ayudarlo a aumentar la cantidad de grasa que quema durante el día. De hecho, dos estudios descubrieron que el ayuno durante un período de tiempo de 48 horas puede ayudar a aumentar su metabolismo hasta en un 14 por ciento.

Lo sorprendente del ayuno intermitente es que afecta a sus hormonas de una manera natural. Mientras su período de ayuno no dure más de 48 horas, no causará ningún efecto negativo al cuerpo. En cambio, afectará positivamente a sus hormonas por lo que actuarán de una manera beneficiosa para usted. Podrá regular mejor sus niveles de insulina, mantener su metabolismo acelerado e incluso ayudarle a sentir menos hambre a lo largo del día.

Sin embargo, usted debe tener cuidado con esto. Si usted decide someterse a un ayuno por un período demasiado largo, como un ayuno de 72 horas, puede suprimir su metabolismo. Siga estos ayunos a corto plazo para obtener los mayores beneficios y un metabolismo más rápido.

El ayuno es una excelente forma de reducir sus calorías y perder peso naturalmente. La razón principal por la que los ayunos intermitentes funcionan para ayudarle a perder peso es porque hacen que le sea más fácil comer menos calorías sin sentirse privado de alimentos. Todos los protocolos para el ayuno implican saltarse comidas. Si usted no se vuelve loco al compensar sus calorías durante el período de alimentación, consumirá menos calorías durante el día.

Según un estudio que se realizó en 2014, el ayuno intermitente ayudó a los participantes a reducir su peso corporal hasta en un 8 por ciento durante un período de tiempo que duró entre 3 y 24 semanas. Al realizar el análisis de esta rápida tasa de pérdida de peso se llegó a la conclusión de que las personas podían perder aproximadamente 0.55 libras cada semana cuando realizaban un ayuno intermitente y alrededor de 1.65 libras cada semana cuando realizaban un ayuno en días alternos. Los que participaron en este estudio también mostraron que las personas perdieron entre cuatro y siete por ciento de la circunferencia de su cintura, lo que demostró que también perdieron grasa abdominal durante este tiempo.

Estos resultados son impresionantes y muestran que el ayuno en días alternos y el ayuno intermitente pueden ser útiles cuando se quiere perder peso. Además, los beneficios del ayuno pueden ir más allá de la pérdida de peso. El ayuno intermitente tiene muchos beneficios para la salud de su metabolismo y puede ayudar a ampliar su vida útil, prevenir enfermedades crónicas y mucho más.

Si bien el ayuno intermitente a menudo no requiere el conteo de calorías porque naturalmente usted reduce sus calorías con este método, es posible que aún desee controlar sus calorías totales y los tipos de alimentos que está comiendo. Los estudios han demostrado que la restricción calórica continua y el ayuno intermitente tienen los mismos resultados cuando se trata de la pérdida de peso, pero el ayuno intermitente es mucho más fácil de seguir.

Si bien algunos estudios preliminares muestran que el ayuno intermitente y la restricción continua de calorías proporcionan casi los mismos resultados en lo que respecta al consumo de calorías y la pérdida de peso, muchas personas consideran que seguir el ayuno intermitente es más fácil. Además, cuando un plan de alimentación es más fácil de seguir las personas tienen más probabilidades de continuarlo y ver los resultados.

El ayuno intermitente puede ayudarlo a mantener su masa muscular mientras hace dieta.

Cuando usted se pone a dieta, el cuerpo puede quemar tanto el músculo como la grasa. Sin embargo, hay algunos estudios que muestran cómo el ayuno intermitente puede ser beneficioso para ayudarle a mantener su musculatura, incluso cuando está perdiendo grasa corporal.

En un estudio realizado se encontró que hacer una restricción calórica a través del ayuno intermitente puede causar una cantidad similar de pérdida de peso a la de una restricción calórica continua. Sin embargo, una diferencia es que la primera resultó en una reducción menor de la masa muscular durante ese tiempo.

En el estudio que analizó la restricción de calorías, aproximadamente un 25 por ciento de los participantes perdieron peso como resultado de la pérdida de masa muscular. Pero con el ayuno intermitente, la cantidad de peso que se perdió como producto de la reducción de la masa muscular fue solo del diez por ciento. En uno de los estudios los participantes comieron la misma cantidad de calorías que antes, pero solo hacían una gran comida por la noche en lugar de distribuir las calorías a lo largo del día. Estos participantes terminaron perdiendo grasa corporal mientras aumentaban su masa muscular en comparación con una dieta regular. También hubo un montón de otros cambios beneficiosos para los marcadores de salud en aquellos que hicieron este tipo de ayuno intermitente.

El Ayuno Intermitente contribuye a la pérdida de peso y facilita la alimentación saludable.

Además de la pérdida de peso y todos los beneficios para la salud, uno de los mejores beneficios del ayuno intermitente es que este plan de alimentación es realmente simple. Hay muchos métodos que usted puede elegir; sin embargo, todos ellos son simples y no contienen muchas reglas difíciles de seguir. Simplemente respete las ventanas de comer y ayunar que se enumeran en su protocolo de ayuno y usted verá excelentes resultados.

En comparación con algunos de los otros planes de dieta que usted puede haber probado en el pasado, el ayuno intermitente será simple y fácil. Usted come en ciertos momentos, evita comer en otros y le suministra a su cuerpo muchos nutrientes saludables cuando puede. Si puede seguir estas reglas, verá todos los resultados que necesita de un ayuno intermitente.

El ayuno intermitente puede proporcionarle mejores resultados si lo comparamos con otros planes de dieta que usted pueda elegir. El ayuno intermitente trabaja naturalmente con su cuerpo para ayudarle a quemar grasas rápidamente y acelera su metabolismo para que usted pueda quemar más calorías y perder peso. Agréguele a todo esto la simplicidad del ayuno. Por ello, no es de extrañar que muchas personas opten por este plan de alimentación en lugar de seguir uno de sus planes de dieta anteriores

.

Capítulo 3: El Arte of Autofagia:¿Cómo puede ayudar el Ayuno Intermitente a limpiar su cuerpo?

Una cosa interesante que puede suceder cuando usted está en un ayuno intermitente es un proceso que se conoce como autofagia. Esta palabra deriva de la palabra griega auto, que significa "yo", y phagein, que significa "comer". Entonces, si vemos el significado literal de la palabra significa "comerse a uno mismo". Por supuesto, esto no es exactamente lo que entendemos por autofagia.

En cambio, lo que realmente quiere decir es que se trata de un mecanismo del cuerpo para deshacernos de cualquier desperdicio, cualquier célula vieja o cualquier cosa que se haya dañado una vez y que el cuerpo no tenga suficiente energía para sostenerla. La autofagia está regulada y ordenada y ayuda al cuerpo a mantenerse saludable y a no aferrarse a todos los desechos que el cuerpo libera a lo largo de su vida diaria.

La autofagia se escuchó por primera vez en 1962, cuando los investigadores notaron que la cantidad de lisosomas en las células del hígado de rata terminó aumentando después de la infusión de glucagón. Los lisosomas son la parte de la célula responsable de destruir las cosas. Este proceso fue eventualmente acuñado como autofagia. Las partes subcelulares dañadas, así como cualquier proteína no utilizada en las células, se marcaron para su destrucción y luego se enviaron a los lisosomas para ayudar a terminar el trabajo.

La Quinasa es una de las partes importantes para regular la autofagia, que lleva el nombre de mTOR o la rapamicina en los mamíferos. Cuando se activa, suprime el proceso de autofagia. Sin embargo, cuando este regulador está inactivo, el proceso de autofagia se promueve y funciona mejor.

¿Cómo se activa el proceso de la Autofagia?

La causa principal de la activación del mecanismo de la autofagia es la privación de nutrientes. Recuerde que el glucagón es prácticamente lo contrario de la insulina. Si los niveles de insulina en el cuerpo aumentan entonces el glucagón bajará. Lo contrario también puede ser cierto. Si los niveles de insulina bajan, los niveles de glucagón aumentarán. Cada vez que comemos algo, nuestros niveles de insulina van a subir y esto hace que sea difícil para el glucagón porque baja. Si el glucagón no tiene tiempo para elevarse porque está comiendo todo el día, su cuerpo no podrá entrar en el proceso de autofagia. El ayuno puede aumentar el glucagón, lo que significa que es una de las mejores maneras de aumentar la autofagia.

Estos son los puntos básicos sobre la limpieza celular. El cuerpo va a identificar el equipamiento celular viejo y malo del cuerpo y pondrá una pequeña marca en él para destruirlo. El proceso de envejecimiento del cuerpo se verá afectado si toda esta basura permanece en el cuerpo y no se limpia.

El ayuno no solo puede ayudar a estimular el mecanismo de autofagia, sino que también puede ayudar de otras maneras. Cuando usted ayuna y se estimula la autofagia, está eliminando todas las proteínas viejas y partes de las células viejas. Además, el ayuno también puede estimular una hormona del crecimiento. Esta hormona le indicará al cuerpo que comience a producir las nuevas partes de reemplazo en el cuerpo. Por lo tanto, cuando usted realiza uno de estos ayunos, le está dando a su cuerpo una nueva renovación.

Usted tiene que tomarse el tiempo para deshacerse de todas las cosas viejas antes de poder poner cualquier cosa nueva. Piense en hacer una renovación en su cocina. Si usted tiene una cocina antigua que es una monstruosidad, debe revisarla y deshacerse de todos los gabinetes, encimeras y todo lo demás para dejar espacio para las cosas nuevas. Esta misma idea es aplicable cuando se trata de la acumulación de células en el cuerpo. Si usted solo trata de construir nuevas células en el cuerpo sin eliminar todas las cosas malas primero, simplemente se convertirá en un desastre.

El ayuno intermitente realmente puede ayudar a manejar esto ya que le asegura que puede cuidar el cuerpo, eliminar todas las cosas viejas que están allí y luego dejar espacio para lo nuevo. El ayuno puede proporcionar una desintoxicación natural que puede mejorar su salud y revertir el proceso de envejecimiento y es muy fácil de seguir.

Un proceso estrictamente controlado.

El proceso de autofagia está muy regulado. Si fuera capaz de salirse de control podría ser muy perjudicial para el cuerpo. En las células de los mamíferos, el agotamiento total de los aminoácidos puede ser una señal muy fuerte para controlar este proceso, pero el papel de los aminoácidos individuales puede ser más variable. Por otro lado, el aminoácido del plasma variará solo un poco. Las señales de insulina, las señales de factor de crecimiento y las señales de aminoácidos van a converger en la vía mTOR y trabajarán para regular este proceso.

Usted puede limpiar su cuerpo naturalmente durante la autofagia. Esto proporciona una desintoxicación natural que es excelente para su salud y pérdida de peso. Sin embargo, en una dieta tradicional estadounidense es muy difícil hacer ayuno. Recuerde, la autofagia no puede ocurrir cuando los niveles de insulina son altos y los niveles de insulina serán altos si usted está comiendo constantemente.

Un estadounidense típico tiene una dieta que le permite comer algo desde el momento en que se levantan hasta el momento en que se va a dormir. Esto hace que sea difícil dejar que el proceso de autofagia comience y puede causar envejecimiento, cáncer, Alzheimer y otros problemas.

Cuando usted pase un tiempo en un ayuno verá que las cosas cambian. Sus niveles de insulina bajarán, lo que permitirá que aumente el glucagón y se produzca el proceso de autofagia. Sin embargo, usted tiene que darle a su cuerpo algo de tiempo para ver este cambio. El ayuno no tiene que ser largo, pero un ayuno de un día completo una o dos veces a la semana o un ayuno diario corto pueden ser suficientes para ayudar a limpiar el cuerpo, al mismo tiempo que se crean nuevas células y se les da espacio para crecer.

Capítulo 4: Diferentes tipos de ayuno

Cuando hablamos de ayuno intermitente, hay diferentes opciones que usted puede considerar. Algunas involucran hacer un pequeño ayuno cada día mientras que otros son ayunos de día completo durante la semana. Algunas de estas opciones son:

El Método 16/8

Este método popular requiere un pequeño ayuno diario que dura aproximadamente 16 horas. Durante ese tiempo usted no podrá comer ningún alimento sólido. Puede consumir café, agua y otras bebidas no calóricas para ayudarlo a mantenerse lleno y asegurarse de mantenerse hidratado. Después de que usted realiza el ayuno, se le da una ventana de ocho horas para comer.

Este método es bastante fácil de seguir. Es tan simple como terminar la cena una noche y luego esperar hasta la hora del almuerzo para comer su próxima comida. Cuando usted se levante en la mañana, lleve a los niños a la escuela y trabaje un poco; la mañana pasará volando y pronto será el momento de comer. Usted puede hacer otras variaciones además de una cena temprana, así que puede desayunar siempre y cuando usted permanezca en esa ventana de ocho horas para comer.

Usted puede elegir entre varias opciones con este método. Algunas personas necesitan una ventana para comer más larga para comenzar, por lo que pueden ayunar de 14 a 15 horas y luego tener su ventana para comer durante las horas restantes. No importa cómo lo haga, asegúrese de que su ventana para comer esté llena de muchos alimentos saludables y deliciosos, que lo mantendrán satisfecho y alejado de esos antojos, además de ayudarlo a perder peso.

Eat Stop Eat: Comer Parar de comer Comer

Con este método usted puede elegir uno o dos días durante la semana en los que realizará un ayuno de 24 horas. Durante este tiempo no se le permite comer nada sólido. Puede disfrutar de bebidas, especialmente agua, bebidas no calóricas y café. Usted tendrá que esperar hasta que termine el ayuno para poder comer cualquier otra cosa. En los otros días de la semana, puede comer normalmente y lo más sano posible.

Este método no necesita ser tan complicado como parece. No tiene que cenar un día, perder una comida al día siguiente y finalmente, tomar el desayuno dos días después. Esto es técnicamente un ayuno de 36 horas. Así que en lugar de eso, usted puede cenar una noche y luego comer al día siguiente en la cena o almorzar un día y esperar para comer hasta el almuerzo del segundo día o incluso ir del desayuno al desayuno del día siguiente. Muchas de las personas que hacen el método de "comer parar de comer comer" irán de la cena a la cena porque esto les ayuda a evitar irse a dormir con hambre.

La Dieta 5:2

Este método funciona como el ayuno en días alternos, pero solo se realiza un ayuno durante dos días a la semana. Usted puede elegir los dos días que quiera, solo asegúrese de que no sean consecutivos. Durante esos días de ayuno, debe mantener su recuento de calorías en 500 o menos durante todo el día.

Hay varias opciones para hacerlo. Usted puede elegir tomar esas 500 calorías y dividirlas en dos comidas. Esto le permitirá obtener algo de comida durante el día y, a veces, es más fácil de realizar. Otros piensan que cuando están ayunando, una vez que comienzan a comer es difícil parar y necesitan comer más de 250 calorías en esa comida. Estas personas pueden descubrir que es más fácil ahorrar calorías y comer las 500 a la vez. Pueden ahorrar las calorías de la cena, permanecer en ayuno un poco más y luego consumir algunas calorías más cuando finalmente lleguen a comer ese día.

Usted puede comer normalmente durante los otros cinco días de la semana. Trate de seguir una dieta saludable con todos los nutrientes que el cuerpo necesita. Cuando usted escoge unos pocos días a la semana y consume solo 500 calorías y luego come normalmente durante los días normales, aún puede terminar la semana con un déficit de calorías.

La Dieta del Guerrero

La Dieta del Guerrero sigue la misma idea que el método 16/8, pero lleva las cosas un poco más allá con una ventana para comer más corta. Esta dieta fue desarrollada originalmente para ayudar a los levantadores de pesas y los fisicoculturistas a quemar cualquier exceso de grasa corporal y fortalecerse para competir, pero eso no significa que usted no pueda intentarlo para ayudarlo a perder peso y sentirse mejor.

Con la dieta del guerrero la persona ayuna durante 20 horas al día. Durante este tiempo usted puede comer algunas frutas y verduras frescas siempre y cuando las consuma crudas, y solo comer unas pocas calorías menos cada día. Usted no debe consumir una tonelada de calorías a base de frutas antes de su ventana para comer. Esto solo es para ayudar a calmar un poco sus ansias por comer de acuerdo a sus patrones de alimentación.

Durante las otras cuatro horas del día usted puede comer. Puede elegir dividir ese tiempo en dos comidas, o puede tener una sola comida grande para terminar su día. Debe asegurarse de obtener todos los nutrientes que el cuerpo necesita durante este tiempo. Ya que usted está limitando tanto su ventana para comer, que es más fácil sentirse lleno con menos calorías. su cuerpo puede pasar la mayor parte del día en el modo de quemar grasa.

A menudo, la dieta del guerrero es difícil de comenzar, especialmente si está acostumbrado a comer todo el día y le proporciona a su cuerpo un suministro constante de glucosa. Usted tiene que pasar mucho tiempo sin comer y luego tiene que elegir buenos alimentos, para proporcionar a su cuerpo la nutrición suficiente, lo que puede ser difícil. Es posible que desee comenzar con uno de los otros métodos de ayuno como el método 16/8 para facilitar el inicio.

La Limpieza Maestra o Master Cleanse

La Limpieza Maestra generalmente se considera un método demasiado restrictivo y demasiado rápido para adaptarse a la idea del ayuno intermitente, el cual se analizará para ver en qué se diferencia del ayuno intermitente.

La Limpieza Maestra ha ganado popularidad en los últimos años debido a que muchas celebridades han afirmado que lo hacen para perder mucho peso. Los principios de este tipo de limpieza no son muy saludables y si bien es probable que pierda mucho peso, la mayor parte del peso perdido volverá tan pronto como comience a comer una dieta saludable nuevamente.

Esta dieta también se llama La dieta de la Limonada y se trata de un ayuno líquido. La promesa de este ayuno es que si usted se somete a él durante aproximadamente diez días, perderá peso, limpiará su sistema y se sentirá más enérgico y saludable. Esta limpieza también puede ayudarle a reducir los antojos de alimentos poco saludables.

Durante el ayuno, usted solo puede tomar un té laxante a base de hierbas, limonada y luego una bebida de agua salada durante diez días. Después de que hayan pasado los diez días, se pueden agregar algunos alimentos lentamente, pero tendrá que tomarlos lentamente. Su cuerpo ha estado sometido a una restricción calórica durante más de una semana, por lo que bombardearlo con una tonelada de calorías no es una buena idea. Comience los primeros días con algunas sopas y un poco de jugo y luego pase a los productos frescos. Incremente su consumo de alimentos lentamente hasta que vuelva a su plan de dieta saludable.

Dado que usted estará consumiendo menos calorías que antes, es probable que este ayuno le ayude a perder peso. Sin embargo, los ingredientes que usted puede consumir en este ayuno son tan bajos en calorías que podría perder peso por pérdida de agua, tono muscular y más. Como usted no podrá seguir este plan de dieta para siempre, es probable que cuando vuelva a agregar más calorías a su dieta usted recuperará el peso perdido.

La Limpieza Maestra o Master Cleanse es difícil y puede causar un estrés innecesario en su sistema digestivo y sus hormonas. A menudo es mejor elegir uno de los ayunos más cortos mencionados anteriormente, ya que pueden brindarle todos los beneficios de salud que necesita sin causar daño a su cuerpo. Si usted está preocupado porque no sabe cómo luchar contra los antojos cuando tome un ayuno, una versión de Master Cleanse puede serle útil pero considere hacerlo por unos pocos días en lugar de diez.

Capítulo 5: ¿Cuál es la diferencia entre Ayuno Intermitente, Ayuno en días Alternos y Ayuno Extendido?

Mientras usted se adentra en el mundo del ayuno y hace algunas investigaciones, puede darse cuenta que en realidad hay muchos tipos de ayunos. Algunos de estos son métodos de ayuno intermitente, pero otros son únicos y usted puede preguntarse cómo se comparan con el ayuno intermitente. Veamos la diferencia entre el ayuno intermitente, el ayuno en días alternos y el ayuno extendido y los beneficios y aspectos negativos de seguir cada tipo de ayuno.

Ayuno Intermitente

Este ayuno es fácil de seguir y hay varios métodos diferentes que usted puede elegir para satisfacer sus necesidades. Un ayuno intermitente requiere que divida su día entre los horarios de comida y los tiempos de ayuno. El objetivo es hacer que su tiempo de ayuno sea más largo que sus tiempos de comer. Esto le da al cuerpo tiempo para entrar en un estado de ayuno fomentando la autofagia y ayudándole a usted a quemar la grasa almacenada en su cuerpo.

Hay diferentes tipos de ayuno intermitente. Algunas personas pasan uno o dos días a la semana en ayunas durante un día entero o hacen un ayuno más pequeño todos los días de la semana o, como el ayuno en días alternos que se describe a continuación, ayunan tres o cuatro días de la semana.

Todos estos métodos pueden ser efectivos y a menudo su éxito depende de la elección del método de ayuno que se adecúe mejor a su horario. Todos estos ayunos consisten en dejar de comer por un tiempo, por lo que sus niveles de insulina pueden estabilizarse y puede ocurrir el proceso natural de quema y limpieza de grasa.

Lo bueno del ayuno intermitente es que puede encajar naturalmente en su horario actual sin generarle mucho trabajo. Además, el ayuno es lo suficientemente corto como para que pueda obtener todos los beneficios para la salud y la pérdida de peso, sin tener que preocuparse por entrar en el modo de inanición y todos los problemas que esto acarrea.

El Ayuno en Días Alternos

El ayuno en días alternos es una de las opciones que usted puede elegir y que lo ayudará con el ayuno intermitente. Este método consiste en ayunar cada dos días de la semana. Los otros días usted puede comer normalmente y puede disfrutar lo que quiera. La versión más común de esta dieta es similar a la dieta 5:2. Esta versión modificada que puede ser un poco más fácil de seguir para algunas personas, le permite consumir 500 calorías en sus días de ayuno.

Es muy probable que los estudios sobre ayuno intermitente que se hayan hecho y que usted leerá, se traten del ayuno en días alternos. Este tipo de ayuno puede ser una forma poderosa de perder peso al mismo tiempo que reduce algunos de los riesgos de las enfermedades del corazón y puede prevenir la diabetes tipo 2.

El concepto básico de este tipo de ayuno es ayunar un día y luego comer normalmente en el segundo. Luego usted alternará entre los días de dieta regular y los días de ayuno. Esto significa que usted solo necesita poner restricciones en lo que come la mitad del tiempo.

Durante sus días de ayuno usted puede beber tanta agua y otras bebidas sin calorías como sea necesario para mantenerse hidratado.

Si usted está siguiendo este método, hay una opción para modificarlo si le resulta muy difícil no comer nada durante muchos días de la semana. Puede consumir hasta 500 calorías durante sus días de ayuno. Esto todavía genera un déficit de calorías, ya que es mucho menos de lo que necesita durante toda la semana. Los beneficios que obtendrá con este método serán similares, independientemente de si se consumen todas las calorías en la cena, en el almuerzo o las distribuye a lo largo del día.

Si bien esto puede parecerle una versión extrema del ayuno intermitente y que será difícil de realizar, los estudios han demostrado que a muchas personas les gusta el ayuno en días alternos y les resulta más fácil mantenerlo si lo comparamos con la restricción de calorías regular. Además, la mayoría de los estudios sobre este tipo de ayuno se centran en la versión modificada, lo cual hace las cosas aún más fáciles.

El Ayuno Extendido

El ayuno a largo plazo se puede realizar de distintas maneras. El más extremo de estos es un ayuno seco en el que no consume ningún alimento ni agua, pero a menudo esto no es recomendable porque no solo está perdiendo alimentos, sino que también está perdiendo la hidratación que necesita. También hay un ayuno de agua, lo que significa que puede beber toda el agua y la hidratación que necesita, pero no consumirá ninguna caloría durante el ayuno. Algunas personas pueden tomar un jugo o incluso una proteína baja en calorías.

Estos ayunos extendidos son de mayor duración que los otros dos tipos de ayunos. El día de ayuno alterno es dejar un día por medio y puede ser una forma de ayuno intermitente. El ayuno intermitente generalmente es de 24 horas o menos y se puede realizar algunos días a la semana, cada dos días de la semana o todos los días de la semana durante ciertas horas. Sin embargo, con el ayuno extendido usted se someterá a un ayuno aún más prolongado. A menudo, las personas pasan una semana o más en uno de estos ayunos.

A continuación veremos uno de los ayunos extendidos más comunes que usted puede elegir. Es el ayuno de agua y se hace a menudo para la pérdida extrema y rápida de peso o con fines religiosos. Veremos sus beneficios, los aspectos negativos y algunas de las precauciones.

La razón principal por la que alguien hace un ayuno extendido es porque quiere perder peso. Si usted no come nada durante un período prolongado su cuerpo perderá peso. Durante el primer día del ayuno, verá que el cuerpo utiliza todo el glucógeno que se encuentra en el hígado. Entonces el cuerpo dependerá de lo que haya almacenado, ya sea grasa o proteína.

Después de que usted haya terminado este primer día de ayuno su cuerpo puede perder entre una y dos libras por día. Esto se debe al uso de la proteína en el cuerpo y a la pérdida de algo de agua. El cuerpo decidirá que quemar músculo no es algo bueno, ya que necesita que su corazón bombee para mantenerse vivo y trabajará para quemar la grasa almacenada. Dado que la grasa es más densa en energía por cada libra en comparación con las proteínas, la pérdida de peso puede disminuir después de los primeros días. Sin embargo, sigue siendo una pérdida de peso rápida y puede ser de una libra cada dos días.

El problema con esto es que una vez que usted retome sus antiguos hábitos alimenticios, es probable que vuelva a ganar todo el peso perdido o al menos la mayoría. También hay consecuencias peligrosas para este tipo de ayuno, incluso un ayuno de menos de unas pocas semanas puede causar problemas. Este tipo extremo de ayuno puede generar dos tipos de estrés en el corazón. Primero, se canibalizarán los músculos del corazón para usarlos como combustible. El cuerpo tratará de conservar la masa muscular durante un ayuno, pero a veces tendrá que sacrificarlo para mantenerlo vivo, lo cual puede afectar al corazón.

Además, el ayuno de agua estricto puede ponerle en un mayor riesgo de insuficiencia cardíaca porque, cuando se encuentre en uno de estos ayunos, se agotarán las reservas intracelulares de minerales que protegen el corazón. Esto podría causar privaciones minerales y puede ser trágico. Además, si usted enferma durante este tiempo, es más difícil combatir la enfermedad y también puede ponerle en riesgo.

Algunas personas que realizan ayunos prolongados muy extremos pueden ver efectos aún más graves; incluso algunas han muerto. Esto no es muy común y el caso más serio de este suceso fue en 1981 cuando diez presos políticos realizaron un ayuno durante 46 a 73 días y murieron de hambre durante una huelga de hambre.

El ayuno extendido puede ser útil en algunos casos. Puede ayudarle a perder mucho peso rápidamente y poner el cuerpo en cetosis, por lo que comienza a quemar parte del exceso de grasa que le sobra en el cuerpo y, en algunos casos, ayuda al individuo a desarrollar una relación más saludable con los alimentos que consumirá en el futuro. Sin embargo, antes de realizar uno de estos ayunos usted debe asegurarse de que goza de buena salud. Hable con su médico para asegurarse de que está a salvo y no se someta a un ayuno extendido que sea demasiado largo

.

Capítulo 6: El Ayuno Intermitente y la mejoría de la sensibilidad a la insulina

A continuación estudiaremos algunos de los beneficios que usted obtendrá si decide implementar un ayuno intermitente. Primero, veremos cómo el ayuno intermitente puede ayudarle a mejorar sus niveles de insulina. La insulina es una hormona que produce el páncreas y puede desempeñar un papel vital para ayudar al cuerpo a regular y controlar sus niveles de azúcar en la sangre. La insulina es importante, pues asegura que sus niveles de azúcar en la sangre nunca bajen ni suban demasiado.

A pesar de la mala reputación de la insulina, su cuerpo la necesita para funcionar. El cuerpo usará azúcar, también conocida como glucosa, para funcionar y obtiene esto de los alimentos que consume. Sin embargo, el cuerpo no puede absorber directamente este nutriente y necesita ayuda. Las células beta que se encuentran en el páncreas liberarán insulina en el torrente sanguíneo para ayudar a que las células absorban el azúcar y se utilicen como una forma de energía. Sin esta insulina, el azúcar no se puede absorber adecuadamente y solo se acumulará alrededor.

Si el cuerpo recibe la cantidad de azúcar que necesita, la insulina tomará esa cantidad de azúcar y la almacenará en el hígado para usarla más adelante cuando necesite un poco más, como cuando usted está en ayunas o haciendo ejercicio. La función de la insulina es hacer que el hígado sepa cuándo debe dejar de liberar glucosa a la sangre.

En algunos casos, el cuerpo no será capaz de producir suficiente insulina o podría existir el problema de que la insulina tenga un efecto mínimo en las células del cuerpo. Cuando esto sucede, sus niveles de azúcar en la sangre pueden subir demasiado. Esta es una condición que se conoce como hiperglucemia. Esta condición puede causar muchas otras complicaciones para su salud incluyendo pérdida de conciencia, vómitos, infecciones, entumecimiento, pérdida de peso, cansancio, hambre, sed y frecuentes idas al baño.

¿Qué es la Resistencia a la Insulina?

La resistencia a la insulina ocurrirá cuando las células de su cuerpo no puedan responder adecuadamente a la insulina y, en consecuencia, no puedan absorber la glucosa que hay en la sangre. Esto hará que el páncreas comience a trabajar y produzca más insulina de la que usted necesita. En algunos casos, esto puede ser lo suficientemente grave como para que necesite inyecciones de insulina. Esta insulina adicional está destinada a ayudar a las células del cuerpo a absorber la glucosa que usted ingiere. Este problema es común en las personas con diabetes tipo 2 y prediabetes.

Ciertos individuos son más propensos a sufrir de prediabetes o diabetes tipo 2, donde las células del cuerpo simplemente no responden a la insulina que está en el cuerpo. Cuando esto sucede, se genera una gran cantidad de glucosa adicional en la sangre y este nutriente extra se almacena como grasa corporal. Las personas que podrían estar en mayor riesgo de sufrir estas dolencias son:

- Aquellos que consumen ciertos tipos de medicamentos, como antipsicóticos y medicamentos para el VIH.

- Aquellos que presentan trastornos del sueño como la Apnea del sueño.

- Los hispanos, indios americanos, asiáticos americanos y afroamericanos.

- Aquellos que han tenido problemas con la salud de su corazón o que sufrieron un derrame cerebral en el pasado.

- Aquellos que tienen niveles de colesterol muy bajos y tensión alta.

- Aquellos que no tienen suficiente actividad física durante el día.

- Aquellos que tienen un diabético en la familia.

- Aquellos que tienen 45 años o más.

- Aquellos que están pasados de peso o son obesos.

Todavía se están realizando investigaciones sobre la causa exacta de esta resistencia a la insulina. Sin embargo, se cree que la falta de actividad y el exceso de peso son los dos factores principales que pueden causarla. Mantener un peso saludable y asegurarse de levantarse y mantenerse activo regularmente, puede ser la clave para prevenir esta resistencia a la insulina.

¿Cómo afecta el ayuno intermitente a sus niveles de insulina?

Usted se dará cuenta rápidamente de que el ayuno intermitente puede hacer mucho bien cuando se trata de aumentar su lipólisis y disminuir sus niveles de insulina. La lipólisis es un proceso de descomposición de las células grasas en el cuerpo. Cuando usted ayuna durante un período más prolongado, puede reducir los depósitos de grasa que se encuentran en su cuerpo. A medida que estos depósitos se hacen más pequeños, las células del hígado y los músculos comienzan a responder más a la insulina que está allí.

Esto puede hacer que sea mucho más fácil que la insulina y la glucosa en el cuerpo se muevan hacia las células y puede disminuir el riesgo de tener un nivel alto de azúcar en la sangre. También puede ser bueno para las células.

Cuando usted tiene muchos alimentos a su disposición, su cuerpo será menos sensible a la insulina. Los niveles más altos de insulina que se producen para compensar esto, inhibirán la secreción de HGH. De hecho, la HGH y la insulina van a funcionar de manera contraria. La función principal de la insulina es concentrarse en almacenar energía y funciones pro inflamatorias, mientras que la HGH se enfoca en optimizar el uso de combustible, la reparación de tejidos y detener la inflamación.

Cuando sus niveles de insulina son más altos los niveles de HGH serán más bajos. Los estudios demuestran que los niveles elevados de insulina pueden ayudar a disminuir la autofagia neuronal de la que hablamos anteriormente. Cuando su cuerpo no puede pasar por el proceso de autofagia, las células viejas y dañadas se mantendrán y el cuerpo tendrá problemas para funcionar de la manera correcta.

Cuando el cuerpo se somete a un ayuno se pueden reducir esos niveles de insulina. El cuerpo no está recibiendo alimentos y la insulina solo se libera cuando hay alimentos que pueden convertirse en glucosa y que pueden ser utilizados como energía por el cuerpo. Sin alimentos el cuerpo no produce insulina y los niveles bajan.

A menudo, con la forma tradicional de comer, alimentamos al cuerpo sin parar, lo que hace que nuestros niveles de insulina sean altos. Las células se vuelven menos sensibles a la insulina porque son bombardeadas con ella todo el tiempo. Además, los niveles más altos de insulina pueden causar problemas con la autofagia y conducir a un aumento de células viejas y dañadas en el cuerpo.

El ayuno puede ayudar a resolver este problema pues desactiva la producción de insulina durante ciertas partes del día, permitiéndole a las células que descansen. Cuando las células no están tan bombardeadas con insulina pueden aumentar su sensibilidad más adelante. Con el tiempo, las células serán más capaces de absorber los nutrientes que usted ingiere debido a este cambio en la sensibilidad, que es exactamente lo que se busca para prevenir o revertir la diabetes. El ayuno también le da al cuerpo la oportunidad de disminuir los niveles de insulina para que pueda ocurrir la autofagia y limpiar el cuerpo.

Si usted simplemente continúa comiendo sin parar empeorará el problema. La insulina continuará aumentando y usted continuará viendo una reducción en la sensibilidad de sus células a la insulina. Así es como terminan ocurriendo la prediabetes y la diabetes tipo 2. El ayuno puede ayudar a darle a su cuerpo un descanso para reducir sus niveles de insulina, de modo que pueda ver mejores resultados al reducir su riesgo de diabetes.

¿Cuánto tiempo necesita permanecer en ayuno para disminuir los niveles de insulina?

Sus niveles de insulina aumentarán cada vez que usted coma. Sin embargo, el porcentaje de aumento de estos niveles dependerá de lo que coma. Cuantos más carbohidratos ingiera, más altos serán sus niveles de insulina y es más probable que se reduzca la sensibilidad en las células. Estos niveles más altos de insulina pueden mantenerse altos durante unas pocas horas después de comer y luego comenzarán a caer lentamente después de pasar un tiempo sin comer.

De acuerdo con el Intensive Dietary Management, sus niveles de insulina comenzarán a disminuir entre las 6 y las 24 horas después de que comience a ayunar a medida que su glucógeno comienza a descomponerse y el cuerpo lo utiliza como fuente de energía. Esta fase se va a conocer como la fase post-absorción. Después de 24 a 48 horas, el cuerpo cambiará y entrará en el estado de gluconeogénesis.

Durante este estado el hígado tomará aminoácidos y comenzará a producir nueva glucosa. Después de 48 a 72 horas de ayuno, el cuerpo entrará en un proceso de cetosis. Esto es cuando sus niveles de insulina comienzan a bajar realmente y el cuerpo recurrirá a la grasa como su fuente de energía. A través de este proceso, verá que la forma más fácil para reducir los niveles de insulina en su cuerpo es hacer un ayuno y no comer.

El Dr. Naiman, quien es conocido por su página web "Burn Fat Not Sugar", argumenta que el ayuno entre 18 y 24 horas es el mejor porque los niveles de insulina van a experimentar su mayor disminución durante este tiempo, mientras aún se observa un aumento de la grasa o la lipólisis. Sin embargo, parece que realizar un ayuno durante un período más prolongado como el ayuno de 24 horas, podría tener el mayor efecto cuando se trata de reducir los niveles de insulina.

Es por ello que el ayuno en días alternos es tan popular. Existen muchos estudios que muestran cómo el ayuno en días alternos puede ayudar a disminuir la grasa, el peso corporal y la insulina. En uno de estos estudios, publicado en la Biblioteca Nacional de Medicina de EE. UU., 16 participantes, ocho mujeres y ocho hombres, que no eran obesos al inicio del estudio, realizaron un programa de ayuno en días alternos por un período de 22 días. Durante este tiempo, los investigadores analizaron varias cifras con la finalidad de conocer lo que sucedió durante el ayuno, incluida la tasa metabólica en reposo, la composición corporal, el peso, la insulina, la grelina y la glucosa sérica en ayunas, por nombrar algunos elementos.

Los resultados mostraron muchas cosas interesantes. Primero, la mayoría de los sujetos perdieron un promedio del 2.5 por ciento de su peso corporal inicial y sus niveles de insulina disminuyeron en un 57 por ciento, más o menos el cuatro por ciento en promedio. Sin embargo, algunas puntuaciones no aumentaron, como la grelina, la glucosa y la RMR. El hambre no pareció disminuir en ninguno de los días de ayuno, lo que demostró que algunos de los participantes podrían tener dificultades si continuaban esta dieta a largo plazo. Para mantener esta dieta a largo plazo, puede ser mejor hacer la versión modificada del ayuno en días alternos para ayudar a agregar una comida en ese día de ayuno.

En otro estudio de caso, que se encuentra en el "Journal of Insulin Resistance", se realizó un seguimiento a un paciente con diabetes tipo 2 de Ontario, durante cuatro meses. Al comienzo del estudio, el paciente estuvo ayunando durante 24 horas tres veces a la semana. Sin embargo, a lo largo del estudio, ese paciente comenzó a aumentar sus sesiones de ayuno a 42 horas dos o tres veces por semana.

Cuando se realizó este estudio, el paciente había perdido un 17.8 por ciento de su peso corporal y su cintura era un 11 por ciento más pequeña. Sin embargo, el efecto más sorprendente de este cambio fue que el paciente pudo interrumpir el tratamiento con insulina al final del ayuno, a pesar de haber recibido insulina durante más de diez años.

Aunque estos son estudios pequeños dan una buena idea de lo efectivo que puede ser el ayuno para reducir sus niveles de insulina y ayudarlo a reducir sus riesgos de desarrollar diabetes en el futuro. Incluso puede ayudar a optimizar los niveles de insulina en aquellos que ya tienen diabetes tipo 2 y que están tratando de controlarla adecuadamente por su salud. Si bien es posible que estos resultados no sean los mismos para todas las personas que realizan un ayuno intermitente, aun así brindan información sobre lo bueno que puede ser este plan de alimentación.

Capítulo 7: El Ayuno Intermitente y la reducción de los niveles de inflamación del cuerpo

La inflamación no siempre es mala. A menudo es el comienzo del proceso de curación dentro del cuerpo. Si bien muchas personas se esfuerzan por reducir la inflamación después de sufrir una lesión, algunas inflamaciones, si son mínimas y no son por mucho tiempo, pueden ser beneficiosas porque le indican al cuerpo que es hora de comenzar a curarse. Sin embargo, cuando la inflamación está constantemente alrededor, o dura más de lo normal, puede generar problemas de salud importantes.

La inflamación puede convertirse en algo malo cuando se mantiene y jugará un papel determinante en muchas enfermedades crónicas como el cáncer, el asma, la obesidad y la enfermedad de Crohn. La inflamación crónica puede ser problemática porque puede ser el comienzo de otros problemas como el dolor de espalda, la osteoporosis y la artritis. Agregue a todo esto la creciente prueba de que la inflamación puede causar otros problemas, como el Alzheimer, la obesidad, la demencia y la depresión. Por ello, no es de extrañar que muchas personas le tengan miedo a la inflamación.

Hay muchas razones por las cuales usted puede sufrir de inflamación, pero a menudo es causada por una mala elección de estilo de vida. Podría ser por consumir demasiados alimentos procesados y azúcares o por no hacer suficiente actividad física en su vida. Otros problemas que podrían causar esta inflamación incluyen problemas de salud intestinal, agotamiento y estrés.

¿Es posible reducir la inflamación con el ayuno intermitente?

Hay evidencias que muestran cómo el ayuno intermitente puede ser una forma muy efectiva de reducir la inflamación en todo el cuerpo. La investigación muestra cómo el ayuno intermitente podría tener un efecto protector contra varios problemas, como la inflamación, los niveles altos de insulina y la presión arterial alta. El ayuno intermitente también podría ayudar con condiciones que aumentan la inflamación, incluidas las enfermedades autoinmunes y la diabetes tipo 2.

En uno de estos estudios, el investigador alimentó a los ratones con una dieta alta en grasa o baja en grasa durante un período de diez a 12 semanas. Después del ayuno los ratones que fueron alimentados con una dieta baja en grasa perdieron más peso corporal en comparación con el otro grupo, obtuvieron mejores resultados en las tareas de aprendizaje y la memoria y mostraron una mayor actividad locomotora. Los ratones que estaban sometidos a la dieta baja en grasa también tenían una mejoría en el funcionamiento del sistema inmune y el sistema nervioso. La conclusión aquí es que el ayuno tiene un efecto antiinflamatorio en nuestros cuerpos, que es algo que la dieta alta en grasas evita que suceda.

Otro estudio examinó a aquellas personas que ayunaron en Ramadán. Este estudio se realizó en 2017 y se publicó en la Biblioteca Nacional de Medicina de EE. UU. Comparó a 83 personas con NAFLD o enfermedad de hígado graso no alcohólico. Cuarenta y dos de estos individuos ayunaron y cuarenta y uno fueron del grupo de control que no ayunó. Los que ayunaron tuvieron grandes reducciones de la inflamación, de la resistencia a la insulina, insulina en plasma y glucosa en comparación con el otro grupo.

¿Cómo ayuda el ayuno intermitente a reducir la inflamación?

Hay muchas maneras en que el ayuno intermitente puede ayudar a reducir la inflamación en todo el cuerpo. Algunas de estas son:

- Promueve la Autofagia: Hemos mencionado esto brevemente. Cuando se permite que ocurra el proceso de autofagia la inflamación en el cuerpo disminuirá a medida que se limpia.

- Promueve BHB: El Beta-hidroxibutirato es uno de los tres tipos principales de cetonas que producen las mitocondrias del hígado. Este puede proteger el cuerpo contra la inflamación, mejorar la cognición, puede reducir el riesgo de cáncer y regular el apetito. Existen varios momentos en que el cuerpo producirá BHB, incluyendo:

  - Cuando usted restringe severamente sus calorías o ayuna.

  - Cuando usted hace ejercicios de alta intensidad.

  - Cuando usted consume suplementos que contienen BHB.

  - Cuando usted consume sal como calcio o magnesio que puede ser absorbido fácilmente por el cuerpo.

  - Cuando usted sigue una dieta cetogénica o una dieta alta en grasas y baja en carbohidratos.

- Mejora su sensibilidad a la insulina: cuando las células son sensibles a la insulina que usted produce, estas absorben fácilmente la glucosa que se encuentra en sus alimentos. Sin embargo, las células no lo absorberán cuando la sensibilidad disminuye o si usted come demasiados alimentos que producen glucosa. Esta glucosa se encuentra alrededor del cuerpo y puede causar mucha inflamación. El ayuno intermitente puede ayudar a aumentar la sensibilidad de las células a la insulina, para que puedan absorber la glucosa y no lidiar con toda la inflamación interna.

•Reduce el Leucotrieno B4 (LTB4): LTB4 es un lípido pro inflamatorio que aumentará bastante la inflamación. Puede desempeñar un papel en la inflamación crónica y puede ser responsable de muchos problemas de salud, como la enfermedad inflamatoria intestinal, el asma y la artritis reumatoide. La investigación muestra que el LTB4 también puede causar resistencia a la insulina en ratones. El ayuno es una forma de disminuir los niveles de LTB4 en el cuerpo para ayudar a reducir algo la inflamación.

•Combate el estrés oxidativo: este tipo de estrés ocurre cuando hay un gran desequilibrio entre los antioxidantes y los radicales libres en el cuerpo. Los radicales libres son moléculas inestables que se oxidarán con las otras moléculas que se encuentran en su cuerpo. Esto puede provocar daños en los tejidos, el ADN y las células y puede provocar muchas afecciones inflamatorias. Estos radicales libres pueden ser causados por cosas como:

oComer demasiados carbohidratos, azúcares y calorías: El cuerpo debe convertirlos en energía y requiere mucho trabajo. Esto puede conducir a la formación de más radicales libres en el cuerpo.

oNo hacer suficiente ejercicio: Usted debe mantener su cuerpo en una forma óptima para aumentar su inmunidad y combatir el estrés oxidativo.

oSe ha demostrado que el consumo de alcohol aumenta la inflamación.

oLos cigarrillos contienen muchos productos químicos nocivos que pueden aumentar el riesgo de estrés oxidativo.

oSe ha demostrado que el estrés crónico tiene un gran impacto negativo en su salud en general, y si ocurre con frecuencia, puede causar inflamación.

oFactores ambientales entre los que se pueden incluir la radiación, el ozono y la contaminación.

¿Qué dicen las investigaciones sobre el tema?

Se han realizado muchas investigaciones sobre el ayuno intermitente y algunas de ellas muestran cómo el ayuno podría ayudar a protegerlo contra la inflamación y el estrés oxidativo en el cuerpo. Uno de estos estudios analizó el ayuno en días alternos y sus efectos en adultos con sobrepeso que sufrían de asma. Diez de los pacientes fueron sometidos a una dieta en la que ayunaban cada dos días o hacían un ayuno en días alternos durante ocho semanas. Al final de este estudio, esos pacientes mostraron una gran reducción de la inflamación que tenían.

En otro ensayo clínico, los investigadores decidieron investigar cómo el ayuno podría cambiar las células en el cuerpo. Se invitó a 24 participantes y debían practicar el ayuno intermitente durante dos sesiones de tres semanas. Durante la primera de las sesiones de tres semanas, los participantes tomaron lo que se consideró una dieta de ayuno intermitente modificada. En este caso, alternarían entre los días de ayuno en los que consumían el 25 por ciento de su ingesta calórica normal y los días de comer, en los que consumirían el 75 por ciento de sus calorías normales.

En la segunda de las sesiones de tres semanas los participantes siguieron el mismo tipo de dieta de ayuno modificada, pero luego también tomaron algunos suplementos, entre ellos un antioxidante, vitamina E y vitamina A.

Lo que los investigadores intentaban descubrir es si el ayuno mejoraría el estrés oxidativo y si el estrés produciría células que eran más fuertes en estos participantes. Los investigadores también querían saber si tomar antioxidantes inhibiría que las células se fortalecieran, ya que esos antioxidantes podrían proteger a las células del estrés oxidativo y de los radicales libres en el cuerpo.

El descubrimiento de los investigadores fue que el ayuno es capaz de ayudar a producir más SIRT3, un gen que ayudará a mejorar las células y puede inhibir la producción de radicales libres. Los participantes en este estudio también terminaron con niveles más bajos de insulina, lo que ayudó a protegerlos contra el desarrollo de la diabetes.

Este estudio concluyó que tomar vitamina E y C parecía anular algunos de los beneficios positivos que los participantes tenían cuando se sometían al ayuno. Se determinó que estos antioxidantes protegen a las células de cualquier estrés oxidativo. Debido a esto, las células no podrían desarrollar ningún mecanismo de defensa y hacerse más fuertes para ayudarles a lidiar con cualquier tipo de estímulo estresante. Si usted está utilizando el ayuno intermitente para ayudar a prevenir la inflamación en el cuerpo, es mejor no agregar suplementos o antioxidantes, ya que estos parecen proteger las células y dificultan que se vuelvan más fuertes.

Como usted puede ver, el ayuno intermitente puede ser una forma efectiva de ayudar a reducir la inflamación y el estrés oxidativo en el cuerpo. ¡El ayuno es fácil de seguir, le ayuda a reducir muchos problemas que pueden causar inflamación y aliviarlo!

Capítulo 8: Reducción de los Triglicéridos y de los niveles de colesterol

El colesterol está formado por proteínas y grasas o lípidos que producen hormonas y ayudan a su cuerpo a descomponer las grasas. El colesterol ha ganado mala fama, pero es algo que se necesita para ayudar a mantener el cuerpo saludable. Sin embargo, si tiene demasiado colesterol podría causar la acumulación de depósitos de grasa en los vasos sanguíneos. Esto podría aumentar el riesgo de problemas cardiovasculares, incluida la enfermedad arterial coronaria, el accidente cerebrovascular y el ataque cardíaco.

Los niveles de su colesterol serán determinados por su dieta y su genética. La mayoría del colesterol se producirá en el hígado, pero también puede obtenerse de una gran cantidad de los alimentos que usted consume. Comer alimentos que tienen niveles altos de grasas trans, grasas saturadas y colesterol puede aumentar sus niveles de colesterol. Ciertos alimentos naturalmente contienen más colesterol, por lo que es importante tener cuidado con ellos.

Los niveles altos de colesterol pueden causar aterosclerosis y complicaciones de salud. La aterosclerosis es un proceso que hará que la placa se acumule en los vasos sanguíneos. Esto puede terminar reduciendo los vasos sanguíneos y aumentará los riesgos de sufrir un derrame cerebral y un ataque cardíaco. De hecho, las enfermedades cardíacas y los ataques cardíacos son una de las principales causas de muerte en el mundo. Por lo tanto, es muy importante controlar sus niveles de colesterol tanto como sea posible.

Usted también debe vigilar sus niveles de triglicéridos. Los triglicéridos son un tipo de grasa que se encuentra en el cuerpo porque el cuerpo puede convertir algunos de los alimentos que usted consume en esta grasa. El cuerpo los utilizará como energía o los almacenará en las células grasas para utilizarlos más adelante. Si se almacenan demasiados, la grasa se acumulará en el cuerpo.

Estos triglicéridos van a estar compuestos de grasas poliinsaturadas, monoinsaturadas y saturadas. Cada uno de estos tipos de grasa puede crear una base de ácidos grasos monoinsaturados, ácidos grasos poliinsaturados y grasas saturadas. Ya que estos son un tipo de grasa, se convertirán en glicerol y ácidos grasos libres cada vez que usted ayune y luego se usarán como energía. En cambio, durante el ayuno el colesterol se transformará para producir ciertos tipos de hormonas o para reparar células.

Sus niveles de triglicéridos pueden darle una buena indicación de lo que ha comido recientemente, pero el colesterol le dará una idea de lo que ha consumido durante un largo período de tiempo. Por ejemplo, si usted generalmente come una dieta saludable, pero salió a celebrar la noche anterior, sus niveles de triglicéridos serán altos, pero su colesterol puede ser bajo.

¿Cómo puede afectar el ayuno a sus niveles de colesterol?

Las investigaciones muestran cómo el ayuno puede ayudar a reducir sus niveles de colesterol y cómo puede ser capaz de disminuir sus riesgos de enfermedad coronaria. Uno de estos estudios, analizó si el ayuno en días alternos podía reducir los riesgos de enfermedad coronaria. En este estudio, dieciséis adultos obesos, cuatro hombres y doce mujeres participaron en un estudio de diez semanas. Después de ocho semanas de tratamiento, el LDL en los pacientes se redujo en un 25 por ciento mientras que sus niveles de triglicéridos se redujeron en un 32 por ciento. Además, se redujo la masa grasa, el tamaño de la cintura y el peso corporal de los participantes.

En otro estudio de 12 semanas, los investigadores analizaron cómo el ejercicio y la dieta afectaban los niveles de HDL y LDL en adultos obesos. La mayoría de las personas obesas tienen un perfil de lípidos que es alto en partículas LDL y HDL. Hubo 60 sujetos y se dividieron al azar en cuatro grupos. Estos cuatro grupos incluyeron a los que realizaron el ayuno en días alternos, los que hicieron restricción calórica, los que hicieron ejercicio e hicieron entrenamiento de intensidad moderada tres veces a la semana y los del grupo de control.

En este estudio los investigadores encontraron que tanto la dieta como el ejercicio tuvieron un efecto similar sobre la pérdida de peso en los participantes, pero esto afectó el HDL y el LDL de diferentes maneras. Aquellos participantes sometidos al ayuno en días alternos y el grupo de restricción calórica tuvieron una reducción del cinco por ciento en la pérdida de peso y un aumento en el LDL pero no hubo cambios en el HDL. En cambio, los que estaban en el grupo de ejercicio perdieron el cinco por ciento del peso corporal y vieron mejoras en su HDL, pero no cambios en el LDL. Lo que esto demuestra es que es mejor hacer una combinación de dieta y ejercicio para que puedan mejorar ambos tipos de colesterol.

¿Cuáles son las formas de reducir su colesterol?

•Evite los alimentos con alto contenido de calorías vacías: siempre elija alimentos con alto contenido de nutrientes saludables y bajos en calorías vacías si desea bajar de peso y elija alimentos que lo mantengan lleno para que pueda bajar su peso, así como sus niveles de colesterol.

•Pierda peso y agregue más ejercicio: como muestran algunos de los estudios anteriores, la combinación de ejercicio y dieta puede ser la mejor manera de ayudar a reducir su colesterol malo y aumentar el colesterol bueno.

•Coma más proteínas y fibra: la proteína y la fibra pueden hacer maravillas para mantenerlo lleno con menos calorías. Además, muchas de las fuentes de estos nutrientes son bajas en grasas malas que pueden aumentar sus niveles de colesterol.

•Evite comer en exceso y mantenga sus porciones pequeñas: el ayuno intermitente puede ayudarlo con ambas cosas. Incluso si usted come demasiado después de su ayuno, la cantidad no va a compensar las calorías que perdió. Debido a que su ventana para comer es generalmente más pequeña, será más fácil para usted mantener sus porciones bajo control.

•Hornear, asar a la parrilla o hervir sus comidas: freír con mucha grasa y otras opciones que no sean las tres mencionadas anteriormente puede agregar muchas grasas malas adicionales a su dieta, lo que aumentará sus niveles de colesterol. Trate de usar métodos de cocina saludable.

•Haga un ayuno intermitente: muchas personas que toman un ayuno intermitente descubren que es más fácil controlar sus calorías y perder peso, por lo que es importante para reducir sus niveles de colesterol. Funciona igual en muchos estudios como restricción de calorías, pero para la mayoría de las personas el ayuno intermitente es más fácil de mantener.

Capítulo 9: El Ayuno Intermitente y la salud de su corazón

Hasta ahora, hemos pasado algún tiempo hablando sobre los increíbles beneficios que puede generar el ayuno intermitente. Incluso hemos hablado acerca de algunas de las formas en que el ayuno puede ayudar a mejorar la salud de su corazón al reducir sus niveles de colesterol y reducir la inflamación. Solo con aumentar su sensibilidad a la insulina, el ayuno intermitente puede ayudar a reducir su riesgo de enfermedad cardíaca en un 93 por ciento.

Para poder conocer la salud de su corazón, muchos expertos analizan una variedad de factores que incluyen marcadores inflamatorios, presión arterial, triglicéridos y niveles de colesterol. El ayuno intermitente puede ayudar a reducir todos estos factores de riesgo. Veamos cómo el ayuno intermitente realmente puede ayudar a mejorar la salud de su corazón para que pueda vivir una vida larga y feliz.

¿Cómo ayuda el ayuno intermitente a la circulación y a la salud de su corazón?

El ayuno intermitente puede ser muy eficaz para reducir el riesgo de enfermedades circulatorias y cardíacas. Las enfermedades cardiovasculares son una de las principales causas de muerte en el mundo. Una de cada seis muertes en los Estados Unidos es atribuida a las enfermedades del corazón y una de cada diecinueve muertes se atribuye a un accidente cerebrovascular. Muchas personas asumen erróneamente que la enfermedad cardíaca solo ocurre en los hombres, pero las mujeres pueden correr el riesgo de padecer esta enfermedad igual o más que los hombres.

Hay una variedad de factores de riesgo que pueden conducir a enfermedades cardiovasculares. Algunos de estos incluyen:

•Tener sobrepeso: esto es particularmente preocupante si su cintura es más grande y si tiene más peso alrededor de su cintura.

•Falta de ejercicio.

•Dieta pobre.

•Diabetes.

•Resistencia a la insulina y altos niveles de glucosa en la sangre.

•Presión arterial alta.

•Se ha demostrado que fumar causa varios problemas de salud a su corazón. Los productos químicos que se encuentran en los cigarrillos pueden hacer que los vasos sanguíneos se estrechen fácilmente, lo que obliga al corazón a bombear la sangre con más fuerza que antes.

El ayuno puede ayudar con algunos de estos factores de riesgo. Por ejemplo, puede ayudarle a perder peso, lo que hará que su peso y su cintura ya no sean un gran problema. Puede ayudarle a disminuir su presión arterial, reducir el riesgo de diabetes y reducir la resistencia a la insulina. El ayuno puede incluso ayudarle a tener una dieta más saludable porque sus antojos de alimentos procesados y alimentos basura se reducirán. Si a esto también le agrega un estilo de vida saludable, puede dejar de fumar e incorporar más ejercicio para evitar esos factores de riesgo.

¿Cómo puede desarrollarse una enfermedad cardiovascular?

La enfermedad cardiovascular es un término bastante general que se usa para hablar sobre todas las enfermedades que pueden ocurrir con relación a su circulación y su corazón. Puede incluir enfermedades coronarias, como un ataque cardíaco o angina, insuficiencia cardíaca e incluso un derrame cerebral. Todas estas enfermedades se causarán cuando se permita que se acumulen depósitos de grasa en las arterias, un proceso que se conoce como aterosclerosis.

La causa exacta de estas enfermedades no siempre es clara. Muchas personas originalmente pensaron que era obvio que tener altos niveles de grasa en la sangre sería la causa de este problema. Sin embargo, la investigación científica ha demostrado que esto es demasiado fácil y puede que no siempre sea el caso. El tipo exacto de grasas que usted consume será la parte importante. Además, la cantidad de inflamación que se encuentra en las arterias también puede ser un factor. Tener una cantidad excesiva de grasa alrededor de los órganos internos y tener problemas con la resistencia a la insulina también puede aumentar su riesgo de desarrollar esta condición.

Lo que se sabe es que una vez que las grasas se acumulan en las arterias, estas se vuelven más estrechas y rígidas. El resultado de esto es un aumento en su presión arterial porque se necesita más presión para que la sangre pase por las arterias estrechas. Si este estrechamiento es muy severo puede haber problemas como angina, dolor al caminar e incluso ataques cardíacos. El corazón trabaja arduamente para bombear sangre a todo el cuerpo, pero si las arterias se bloquean completamente, los órganos, incluido el corazón, no podrán obtener la sangre que necesitan para funcionar.

Este tipo de problema de salud ocurrirá con el tiempo, con un estilo de vida y una dieta poco saludables. Es posible que muchas personas no se den cuenta de la gravedad de sus problemas y esperen hasta que sea demasiado tarde para hacer algo que lo mejore. Es mucho mejor optar por un estilo de vida y una dieta más saludable lo antes posible para garantizar que no tenga que lidiar con ninguna de las muchas enfermedades cardiovasculares que pueden dañar su cuerpo.

¿El ayuno intermitente es capaz de reducir el riesgo de desarrollar una enfermedad cardiovascular?

La buena noticia es que muchos estudios han revelado que el ayuno intermitente puede mejorar los factores de riesgo de enfermedades cardiovasculares. Esto significa que cuando usted está en un ayuno, puede reducir los riesgos de desarrollar una de estas enfermedades. Algunos factores de riesgo, como la resistencia a la insulina, el colesterol, la presión arterial y el peso (especialmente la grasa que rodea su cintura), pueden mejorarse con el ayuno intermitente.

Las personas que realizaron un ayuno de 24 horas solo una vez al mes tenían menos probabilidades de ser diagnosticadas con enfermedad de la arteria coronaria. Esto se basa en un estudio realizado en Utah de 448 personas que también padecían diabetes tipo 2. Imagine los cambios que podrían suceder si estas personas eligieran ayunar durante más de un día al mes, como hacer una dieta de 5:2 o un horario de ayuno de un día alternativo. Su riesgo de desarrollar enfermedad cardiovascular podría ser incluso menor.

Además, se realizaron estudios en mujeres obesas y con sobrepeso a las que se les pidió que ayunaran cada dos días durante ocho semanas. A estas participantes se les permitió ingerir alrededor de 500 calorías al día en su día de ayuno. Cuando las ocho semanas terminaron, estas mujeres perdieron peso, redujeron el tamaño de su cintura, disminuyeron su LDL y colesterol, bajaron su presión arterial y más.

En un estudio posterior, se descubrió que estos mismos tipos de mejoras en la salud cardiovascular, también se observaron en personas que comían con la dieta tradicional que la mayoría de los estadounidenses siguen o una dieta baja en grasas en sus días sin ayuno. Además, otros estudios que analizan el ayuno en días alternos han confirmado estos beneficios para la salud de su corazón.

Otro estudio de investigación mostró que las mujeres con sobrepeso que hacían un semi-ayuno durante dos días a la semana, lo que significaba que podían comer hasta 600 calorías en sus días de ayuno, tenían una reducción en la resistencia a la insulina, presión arterial, triglicéridos, colesterol total y LDL, inflamación y leptina. Esto demostró que las mujeres vieron resultados que podrían mejorar la salud de su corazón cuando tomaron un ayuno en días alternos o la dieta 5:2.

También se han realizado estudios sobre el ayuno diario durante el Ramadán. Estos estudios muestran que también hubo una mejora en los riesgos cardiovasculares con este tipo de ayuno. Sin embargo, a menudo esta forma de ayuno no se usa para obtener beneficios de salud y se realiza para seguir una religión. Es posible que algunos estudios no fomenten esta forma de ayuno para mantenerse saludable a largo plazo.

Para obtener algunos de los buenos beneficios derivados del ayuno intermitente, usted debe tomarse el tiempo de comer una dieta que sea saludable y nutritiva. Si opta por una de estas opciones de ayuno y luego dedica su tiempo a comer mucha comida chatarra y procesada, no le ayudará a disminuir su riesgo de desarrollar una enfermedad cardiovascular y tendrá tantos problemas como antes.

Aún se desconoce la forma exacta en que el ayuno intermitente puede disminuir su riesgo cardiovascular. Sin embargo, parece que algunos de los factores clave incluyen ayudar a la persona a perder peso, mejorar su resistencia a la insulina y la inflamación. La reducción en el tamaño de la cintura puede ser un buen indicador de que usted va en la dirección correcta cuando se trata de reducir el riesgo de enfermedad cardiovascular. Si usted tiene un gran riesgo de enfermedad cardiovascular o tiene algunos de los factores de riesgo mencionados anteriormente, entonces puede ser el momento de considerar una dieta de 5: 2 o un ayuno en días alternos para

ayudarle a obtener algunos resultados y reducir su riesgo
cardiovascular.

Capítulo 10: El Ayuno Intermitente y el Cáncer

Uno de los beneficios que usted puede obtener de un ayuno intermitente y que puede ser sorprendente, es que puede ayudarle a protegerse y a luchar contra el cáncer. Los estudios indican que el ayuno puede ayudar a reducir algunos de los efectos secundarios que provienen de la quimioterapia, mejorar la inmunidad, retardar el crecimiento de tumores cancerosos y aumentar las tasas de supervivencia. Aún se necesita más investigación acerca de este beneficio, pero hasta ahora parece que el ayuno intermitente puede ser beneficioso y seguro para la mayoría de los pacientes con cáncer, si se realiza bajo la supervisión de su médico o profesional médico.

¿Cómo el Ayuno Intermitente puede ayudarle a combatir el cáncer?

El ayuno puede ayudarle a combatir el cáncer porque activa el sistema inmunológico del cuerpo. El sistema inmunológico está diseñado para ayudar a encontrar y eliminar cualquier cosa extraña que esté presente y que pueda dañar su salud. Sin embargo, no es tan eficaz como para encontrar y luego eliminar células anormales en el cuerpo, como las células cancerosas. El ayuno intermitente puede ser justo lo que su inmunidad necesita para ser más eficaz y deshacerse de estas células anormales.

La investigación que se llevó a cabo en la Universidad del Sur de California, mostró que los ratones que ayunaban cuando recibían quimioterapia terminaron respondiendo más favorablemente al tratamiento en comparación con los ratones que simplemente pasaron por la quimioterapia sin ayuno. Los ratones que se encontraban en un ayuno produjeron más células del sistema inmunológico, específicamente las células T y las células B, que podían atacar y destruir tanto las células tumorales como las células de cáncer de mama. Además, el ayuno puede ser útil para hacer que los medicamentos para la quimioterapia sean más efectivos y podría retardar la propagación del cáncer a otras áreas.

Los investigadores también encontraron que pasar por varias rondas de ayuno, o al menos más de uno, podría ser suficiente para frenar el crecimiento del neuroblastoma humano, el glioma, el melanoma y el cáncer de mama. En algunos casos, parece que el ayuno puede ser tan efectivo como la quimioterapia para tratar algunos tipos de cáncer en algunos pacientes.

Un estudio sobre esto, se realizó en ratones que estaban tratando con cáncer de ovario humano. Los que padecían cáncer de ovario y siguieron un ayuno, terminaron viviendo más tiempo que los que no lo hicieron. De hecho, hasta el 20 por ciento de los ratones que tenían una forma mortal de cáncer neuroendocrino infantil, se curaron después de varias rondas de ayuno combinadas con quimioterapia. Otro 40 por ciento de los ratones mostró una menor propagación del mismo cáncer cuando combinaron los dos tratamientos juntos. En ese mismo estudio, todos los ratones que solo se sometieron a quimioterapia murieron.

Si bien los estudios se limitan a estudiar la forma en la que el ayuno intermitente puede afectar a los seres humanos, un estudio se tomó el tiempo de analizar la efectividad así como la seguridad del ayuno durante la quimioterapia. Para este estudio, 20 pacientes con cáncer se dividieron en tres grupos. Un grupo ayunó durante 24 horas, uno durante 48 y el último durante 72 horas antes de la quimioterapia. Los resultados mostraron que el ayuno ayudó a reducir el factor de crecimiento tipo insulina 1, que es un factor de crecimiento que se ha relacionado con ciertos tipos de cáncer. Incluso cuando los pacientes volvieron a su dieta regular, el efecto del ayuno continuó durante las 24 horas posteriores a la finalización de la sesión de quimioterapia.

Otra cosa interesante a considerar es que las personas que tienen el síndrome de Laron, que es un trastorno que inhibe el IGF-1, también tienen menores riesgos de desarrollar diabetes y cáncer en comparación con la población general. Esto es algo similar que puede ocurrir cuando los pacientes se someten a un ayuno antes de la quimioterapia. Este ayuno también ayudó a limitar el daño al ADN y se produjo menos toxicidad en tejidos sanos después de que se realizara el tratamiento de quimioterapia. Los ayunos más largos parecieron ser los más efectivos.

Además de todos los grandes beneficios y la efectividad del ayuno junto con la quimioterapia, los pacientes que realizaron el ayuno encontraron que no sufrieron efectos secundarios graves. En el peor de los casos, sufrieron mareos, dolores de cabeza y fatiga, lo que también podría ocurrir con el tratamiento de quimioterapia. No tenían signos de desnutrición.

¿El Ayuno Intermitente puede ayudarle con el cáncer de mama?

Las pacientes con cáncer de mama también pueden beneficiarse del ayuno. Existe evidencia de que hacer un ayuno o lidiar con la restricción de calorías puede ayudar a eliminar las células cancerosas y hacer que respondan mejor a la quimioterapia. Además, el ayuno podría aumentar la inmunidad de la persona para que pueda combatir el crecimiento del tumor y evitar que el cáncer se propague por todo el cuerpo.

En un estudio, los investigadores pusieron ratones que tenían cáncer de mama en una dieta que imitaba un ayuno y que era bajo en azúcar, proteínas y calorías. A los ratones en este ayuno se les redujeron las calorías a la mitad el primer día, y luego los siguientes tres días sus calorías se redujeron en un 9.7 por ciento. Después de cuatro días de esta dieta, a los ratones se les permitió comer de manera normal durante diez días antes de continuar con el ayuno nuevamente. Esto se repitió unas cuantas veces.

Los ratones que tomaron este ayuno tuvieron reducciones en el crecimiento celular del cáncer de mama, a pesar de que no se sometieron a quimioterapia en ese momento. Sus células cancerosas también se volvieron más sensibles a los medicamentos de quimioterapia y sus cuerpos fueron más efectivos para detectar, atacar y luego destruir el crecimiento del tumor. Después de tres rondas de este ciclo de ayuno junto con los medicamentos de quimioterapia con doxorubicina, los glóbulos blancos de los ratones aumentaron en un 33 por ciento. Es importante tener en cuenta esto, ya que estos glóbulos blancos son necesarios para ayudar al cuerpo a combatir el cáncer.

Pero, ¿qué pasa con los resultados en humanos? Un estudio que se realizó a través de la Universidad de California, analizó si los ayunos diarios podían ayudar a reducir los riesgos y la recurrencia del cáncer de mama. El estudio tomó datos auto informados de 2,413 mujeres que tenían cáncer de mama en etapa temprana entre 1995 y 2007. Los participantes tenían edades comprendidas entre los 27 y los 70 años y ayunaban durante un promedio de 12.5 horas por noche.

Las mujeres en este estudio que ayunaron durante 13 horas o menos cada noche terminaron teniendo un mayor riesgo de recurrencia del cáncer de mama en comparación con las mujeres que ayunaron más de 13 horas cada noche. Por cada aumento de dos horas en la duración de un ayuno nocturno, hubo niveles más bajos de azúcar en la sangre y una mayor duración del sueño nocturno. El informe también señaló cómo el ayuno podría ayudar a proteger contra las enfermedades cardíacas y la diabetes tipo 2.

¿El ayuno puede ayudar a reducir los efectos secundarios de la quimioterapia?

Además de ayudarle a combatir el cáncer, el ayuno puede ayudarle a superar los efectos secundarios de la quimioterapia con mayor facilidad. En un estudio que se realizó, los pacientes con cáncer que ayunaron durante un máximo de cinco días y luego tenían una dieta normal antes del tratamiento informaron que tenían menos efectos secundarios en comparación con los que no ayunaban antes del tratamiento. También informaron menos problemas gastrointestinales, menos debilidad y fatiga, reducción de calambres y entumecimiento, menos dolores de cabeza y sin vómitos. Además, el ayuno no les hizo perder una cantidad insegura de peso ni interfirió en absoluto con su tratamiento.

Sin embargo, hay algunas preocupaciones inherentes al ayuno intermitente para un paciente con cáncer. La más importante es que puede causar una pérdida de peso adicional en un paciente que ya está en riesgo de perder peso. Si bien la pérdida de peso es buena para una persona obesa o con sobrepeso, en un paciente con cáncer no es algo bueno.

Algunos pacientes también pueden tener problemas con mareos, dolor de cabeza, debilidad y fatiga debido al ayuno. Dado que el paciente ya está lidiando con un estado de debilidad debido a sus tratamientos, esto puede empeorar las cosas. Por lo tanto, los pacientes que están considerando usar un ayuno durante su tratamiento contra el cáncer deben valorar esta opción con un médico antes de comenzar. Si el médico y el paciente piensan que esta es una buena opción, entonces el paciente debe asegurarse de comenzar con un ayuno más corto e irlo extendiendo lentamente para ver si aumenta su efectividad.

Si un paciente con cáncer va a someterse a un ayuno más prolongado, uno que dura más de uno o dos días, entonces este ayuno debe ser monitoreado por un médico. Esto asegurará que el paciente reciba la nutrición que necesita durante el ayuno y que este no interferirá en absoluto con su tratamiento. Cuando el paciente no está en ayuno, debe asegurarse de comer una dieta bien balanceada que contenga alimentos integrales y muy nutritivos, así como reducir el consumo de carbohidratos refinados y comer más proteínas.

Es necesario realizar más investigaciones para ayudar a determinar si el ayuno puede ser una forma eficaz de ayudar a tratar el cáncer y para asegurarse de que los efectos secundarios de la quimioterapia y otros tratamientos para el cáncer se reduzcan al mínimo. Sin embargo, según los estudios en animales y algunas revisiones que se han hecho hasta ahora, el ayuno podría ser la respuesta que muchos pacientes de cáncer han estado esperando

.

Capítulo 11: El Ayuno Intermitente y la Epilepsia

El ayuno se ha utilizado durante siglos para ayudar a tratar el cuerpo de forma natural de muchas afecciones. Y ahora puede ser posible usar el ayuno intermitente, especialmente cuando se combina con la dieta cetogénica, como una forma efectiva de ayudar a combatir la epilepsia. Si bien aún no se han realizado estudios sobre si el ayuno intermitente puede ayudar a la epilepsia de manera efectiva por sí solo, es muy eficaz cuando funciona con la dieta cetogénica.

La evidencia preliminar ha demostrado que abstenerse de los carbohidratos y tomar un ayuno de agua podría ayudar a reducir la frecuencia de las crisis epilépticas en más de la mitad de los pacientes que recibieron la terapia basada en el ayuno, según una investigación realizada en la Universidad Johns Hopkins. Esta es una mirada poderosa al hecho de que el ayuno intermitente puede ayudar a tratar la epilepsia, especialmente en los niños que dependen de la medicación para brindarles un alivio.

¿Qué es la Epilepsia?

La epilepsia es un trastorno crónico en el que las convulsiones no provocadas y recurrentes son normales. Una persona que sufre epilepsia se clasifica como una que tiene dos convulsiones no provocadas, que no fueron causadas por ninguna condición médica reversible o conocida. Por ejemplo, si alguien tuvo una convulsión porque sus niveles de azúcar en la sangre bajaron o porque suprimió el alcohol, no se les consideraría epilépticos.

Las convulsiones que ocurren en la epilepsia pueden estar relacionadas con la predisposición familiar y la lesión cerebral en algunos casos, pero a menudo se desconoce la causa. Muchas personas que padecen este trastorno pueden tener más de un tipo de convulsiones y otros problemas neurológicos.

Aunque los síntomas de estas convulsiones pueden afectar a cualquier parte del cuerpo, los eventos que causan las convulsiones, incluidos los eventos eléctricos, ocurrirán en el cerebro. Los efectos sobre el individuo dependerán de la ubicación de ese evento, la distancia a la que se propaga y la cantidad del cerebro que se ve afectado. A veces, la convulsión es más pequeña y no causa muchos problemas, pero, con el tiempo, estos casos suelen empeorar y los efectos secundarios aumentan.

La Dieta Cetogénica y la quema de grasas

La dieta cetogénica es muy diferente al plan de dieta tradicional que la mayoría de los estadounidenses siguen. Si bien muchos estadounidenses siguen una dieta que consiste en comer muchos carbohidratos y muchos alimentos procesados, la dieta cetogénica se basa en comer muchas grasas saludables y mantener el consumo de carbohidratos lo más bajo posible.

A medida que el cuerpo deja de comer carbohidratos y no tiene una fuente constante de glucosa fácil de usar como combustible, comienza a depender de la grasa como su principal fuente de energía. El cuerpo comenzará entonces a entrar en cetosis. Las cetonas que se producen a partir de esto, activarán algunos pequeños cambios bioquímicos en el cerebro, cambios que pueden ser muy beneficiosos para los pacientes con epilepsia. Los ensayos, así como las observaciones, muestran cómo la dieta cetogénica puede ayudar al menos a la mitad de los pacientes con epilepsia que deciden probarlo y el 20 por ciento de los pacientes van a ver grandes mejoras.

Si bien es necesario realizar más estudios para ver si la dieta cetogénica puede hacer cambios en el cerebro que puedan beneficiar a las personas con epilepsia, las primeras investigaciones muestran que el proceso que se lleva a cabo durante la dieta cetogénica puede ayudar a las personas con este trastorno. Es un cambio simple de hacer y definitivamente puede ayudarle a evitar las convulsiones.

El ayuno puede ser una buena terapia independiente para la epilepsia.

En otro estudio que se realizó en la Universidad Johns Hopkins, hubo evidencias adicionales sobre los beneficios de usar la dieta cetogénica junto con el ayuno periódico. Este estudio también mostró que estos dos enfoques pueden complementarse entre sí y que usarlos juntos puede proporcionar los mejores resultados. Adam Hartman, un neurólogo pediátrico de la Universidad Johns Hopkins, explica que la evidencia actual sugiere que el ayuno no solo mejora los efectos de la dieta cetogénica en pacientes epilépticos, sino que también podría ser suficiente para cambiar el metabolismo de los niños con epilepsia y podría ser utilizado como una terapia independiente para algunos pacientes.

En este estudio los investigadores evaluaron a los niños que se sometieron solo a la dieta cetogénica y lograron resultados moderados. Luego, los niños tomaron un ayuno junto con la dieta cetogénica. Al final del estudio, cuatro de cada seis niños que fueron evaluados informaron que tenían menos convulsiones.

Esto ayuda a demostrar que el ayuno puede ser un buen tratamiento independiente para los niños que sufren epilepsia y resistencia a los medicamentos. El último estudio muestra que incluso aquellos que solo vieron un poco de alivio con la dieta cetogénica, pudieron ver algunos resultados significativos cuando comenzaron a introducir el ayuno periódico. Hartman y otros investigadores planean enfocar estudios en el futuro para determinar cómo el ayuno intermitente puede afectar las convulsiones y si el ayuno sería un método eficaz para ayudar a controlar ciertos tipos de convulsiones

.

Capítulo 12: El Ayuno Intermitente mejora su mente y le ayuda a prevenir las enfermedades neurodegenerativas

Cualquier cosa que usted haga que sea buena para su cuerpo está destinada a ser buena para el cerebro también. Se ha demostrado que el ayuno intermitente mejora una variedad de características metabólicas que son muy importantes cuando se trata de la salud de su cerebro. Esto puede incluir cosas como la reducción de la inflamación, de los problemas con la resistencia a la insulina, de los niveles de azúcar en la sangre y reducción del estrés oxidativo en todo el cuerpo.

Se han realizado varios estudios en animales que muestran cómo el ayuno intermitente puede ayudar a aumentar la velocidad de crecimiento de las células nerviosas. Cuanto más rápido puedan crecer estas células nerviosas, más fácil será para el cerebro mantenerse lúcido y concentrado sin importar en qué esté trabajando. Además, el ayuno intermitente puede aumentar los niveles de BDNF, o factor neurotrófico derivado del cerebro, para combatir diversos problemas cerebrales como la depresión. No es de extrañar que se recomiende el ayuno intermitente para mejorar el cerebro.

Hacer un ayuno intermitente tiene muchos beneficios excelentes. Muchas personas verán una reducción en algunas enfermedades neurodegenerativas, un aumento en su enfoque y concentración y muchas otras cosas. ¡Observemos más de cerca cómo el ayuno intermitente puede ayudar a proteger su cerebro!

¿Cómo ayuda el ayuno intermitente a mejorar la forma en que funciona nuestro cerebro?

Una de las cosas más comunes que las personas desean mejorar es su concentración y el enfoque en el trabajo y en otras partes de su vida. La fatiga, la niebla cerebral y la incapacidad de mantenerse en la tarea pueden ser síntomas comunes que las personas en todas las industrias enfrentan cada día. Si se añaden algunos temas como el aumento de peso, los altos niveles de insulina y los altos niveles de azúcar en la sangre, nuestra capacidad para concentrarnos en la tarea en cuestión disminuye aún más.

El ayuno intermitente puede ser la respuesta que usted está buscando si necesita luchar contra la niebla cerebral y la fatiga mental y desea poder concentrarse y enfocarse. Un estudio reciente mostró que cuando los ratones con sobrepeso practicaron un ayuno intermitente, les ayudó mucho a mejorar las puntuaciones de aprendizaje y memoria. También hubo una gran mejora en la función estructural de sus cerebros. Es una buena combinación: ¡una cintura más delgada y una mejor función cerebral todo en un solo paquete!

Lo que esto significa es que al realizar un ayuno intermitente, incluso al ayunar unos pocos días a la semana, usted estará mejorando enormemente el funcionamiento general de su cerebro. Usted está limpiando su cerebro para poder recordar más, para poder concentrarse y para que la concentración sea más fácil que nunca.

El mal de Alzheimer y el Ayuno Intermitente

El Mal de Alzheimer es una de las enfermedades neurodegenerativas más comunes en todo el mundo. No existe una cura disponible para esta enfermedad en este momento, por lo que lo mejor es aprender cómo prevenirla en primer lugar. En un estudio que se realizó en ratas, se demostró que el ayuno intermitente podría retrasar el Mal de Alzheimer en aquellos que no lo tienen y reducir la gravedad en aquellos que ya padecen la enfermedad.

Según una serie de informes realizados, una intervención en el estilo de vida con ayunos a corto plazo realizados todos los días pudo ayudar a mejorar los síntomas del Alzheimer en nueve de cada diez pacientes. Además, varios estudios en animales sugieren que el ayuno puede ayudar con alguna otra enfermedad neurodegenerativa como la enfermedad de Huntington y el Mal de Parkinson.

Ayuda a combatir la Depresión.

La depresión y otros trastornos del estado de ánimo bajo, están aumentando rápidamente en todo el mundo. De hecho, esto se ha convertido en un tema tan importante que la Organización Mundial de la Salud predice que para 2030 la depresión será la principal causa de las enfermedades en todo el mundo. Más personas que nunca están luchando contra la depresión y otros trastornos del estado de ánimo y esto podría ser un problema fundamental.

Una de las causas principales de la depresión y el estado de ánimo bajo podrían ser los niveles crónicos de insulina y azúcar en la sangre. Las hormonas que se ven afectadas por estas dos cosas y que también pueden provocar un aumento en la diabetes tipo 2, también afectarán las hormonas que controlan nuestro estado de ánimo. Con un consumo promedio de azúcar de 160 libras por año por persona, no es de extrañar que este sea un gran problema que muchas personas enfrentan en este momento.

Lo mejor que usted puede hacer es tratar de reducir sus niveles altos de azúcar en la sangre y de insulina. Ya se ha demostrado cómo el ayuno intermitente puede ayudar a que esto suceda. Al acelerar y cambiar algunas de las hormonas en el cuerpo durante el proceso, al mismo tiempo que se reduce la cantidad de azúcar y carbohidratos refinados que se ingiere, no solo se está reduciendo el riesgo de diabetes tipo 2, sino que también se está trabajando en la mejoría del estado de ánimo y la lucha contra la depresión.

El ayuno puede proteger su cerebro contra las enfermedades.

Además de todos los beneficios que hemos analizado en este libro, el ayuno puede tener el poder de ayudar a proteger su cerebro contra varias enfermedades degenerativas. Investigadores del Instituto Nacional del Envejecimiento han encontrado pruebas que indican cómo el ayuno o el ayuno periódico durante uno o dos días a la semana puede proteger su cerebro de los efectos del Mal de Parkinson, el Alzheimer y otras enfermedades.

Cuando usted reduce la cantidad de calorías que ingiere puede ayudar a su cerebro. Sin embargo, hacer una restricción calórica regular puede no ser suficiente para que esto suceda. Es mucho mejor hacer un ayuno intermitente o recortar periódicamente las comidas en su semana, en lugar de limitarse a restringir sus calorías. Luego, implemente algunos días donde pueda comer todo lo que usted quiera. Lo que esto significa es que el tiempo es un elemento crucial en relación a la protección de su cerebro.

Reducir la ingesta diaria de alimentos a 500 calorías aproximadamente para ese día, es decir, consumir una pequeña comida durante dos días a la semana, puede tener algunos efectos beneficiosos para el cerebro e incidirá sobre la fortaleza del mismo. Es tan simple como agregar uno o dos días de ayuno a su semana y luego comer lo más normalmente posible el resto de la semana para que pueda protegerse contra algunas enfermedades neurodegenerativas del cuerpo.

Muchos científicos saben desde hace mucho tiempo que comer una dieta baja en calorías puede ayudarle a usted a tener una vida más larga. Los ratones y las ratas que se criaron con cantidades restringidas de alimentos pudieron aumentar su vida útil en un 40 por ciento o más en comparación con los que no restringieron sus calorías, y este mismo efecto se ha visto en los humanos.

Pero ahora la investigación está llevando esta idea un poco más lejos. Ahora se argumenta que tener un ayuno ocasional y no comer tanto durante uno o dos días durante la semana no va a causar la muerte prematura ni incluso la mala salud. Por el contrario, podría ayudar a retrasar la aparición de afecciones que podrían afectar el cerebro, incluso afecciones tales como el derrame cerebral, el Parkinson y el Alzheimer.

La razón por la que esto puede funcionar es que el crecimiento de las neuronas en el cerebro puede verse más afectado cuando usted reduce la cantidad de energía que ingiere. Las cantidades de químicos de mensajería entre dos células se incrementan cuando usted reduce drásticamente la cantidad de las calorías que consume. Estos mensajeros químicos desempeñarán un papel importante en el aumento del crecimiento de las neuronas en el cerebro, algo que podría contrarrestar el mal de Parkinson y el Alzheimer.

El vínculo entre impulso del crecimiento celular en el cerebro y las reducciones en la cantidad de energía que usted consume pueden parecer poco probables pero hay algunas razones evolutivas para creer en esto. En el pasado cuando los recursos eran escasos, nuestros ancestros tenían que buscar y encontrar comida. Aquellos que tenían cerebros que podían responder bien a esto, los que podían recordar dónde estaban las fuentes prometedoras de alimentos o cómo evitar a los depredadores, serían los que llegarían a la comida y sobrevivirían. Así es como se descubrió este enlace.

Actualmente, es necesario realizar más estudios sobre este efecto, y los investigadores, incluidos los de la Universidad Johns Hopkins, se están preparando para continuar. Se están preparando para estudiar cómo el ayuno puede afectar al cerebro a través de imágenes de resonancia magnética y otras técnicas. Si los resultados vuelven a ser como lo han demostrado la mayoría de los estudios, es posible que el eslabón perdido para proteger su cerebro y su salud mental sea un ayuno intermitente.

Capítulo 13: ¿El ayuno intermitente tiene efectos secundarios negativos?

A continuación se presentan algunos de los efectos secundarios negativos del ayuno intermitente:

•Sentirse lleno después de romper su ayuno y comer:

Nuestros cuerpos generalmente siguen un plan de alimentación poco saludable. Estamos acostumbrados a comer al menos tres comidas grandes al día y luego muchos bocadillos en cualquier momento en que tengamos un poco de hambre, cuando nos acerquemos a una comida o simplemente tengamos un antojo. Debido a que estamos acostumbrados a comer con tanta frecuencia, el cuerpo aprende a esperar alimentos en ciertos momentos. La hormona grelina es la responsable de hacernos sentir hambre y está preparada para alcanzar su punto máximo durante las comidas principales. A menudo está regulada por los alimentos que ingerimos.

•Obsesionarse con las ventanas de comida y de ayuno:

Cuando decidimos ayunar, los niveles de grelina van a seguir alcanzando el máximo en los mismos momentos en los que lo hacía antes. A pesar de que no estamos comiendo y estaremos bien cambiando nuestros horarios de comidas, estos niveles alcanzarán su nivel máximo en el desayuno, el almuerzo y la cena y nos sentiremos muy hambrientos cuando lo haga. A menudo, los días tres a cinco del ayuno serán los más difíciles. Si usted puede seguir con esto durante una semana aproximadamente y ajustar su cuerpo y los niveles de grelina a comer en diferentes momentos, el hambre desaparecerá naturalmente.

•Muchos antojos y hambre:

Una opción que usted puede probar cuando quiera combatir esos dolores por el hambre y asegurarse de no rendirse durante su ventana de ayuno es asegurarse de que ingiere mucha agua durante ese tiempo. El agua puede ayudar a llenar el estómago y hacer que se sienta más alerta. Para algunas personas, la acción de simplemente poner algo en la boca para comer o en este caso beber cuando tienen hambre, puede ser suficiente para que desaparezcan los dolores por el hambre.

Si usted necesita algo que sea un poco diferente al agua para disfrutar durante el ayuno para deshacerse del hambre, puede considerar el café negro o tomar algo de té. Esto puede ayudar a frenar su hambre. Manténgase ocupado también para no pensar tanto en el hambre. Usted puede hacer ejercicio, limpiar la casa o simplemente encontrar algo que le guste hacer.

Cuando sea el momento de volver a su ventana para comer usted necesitará planificarlo. Debe asegurarse de que este momento esté lleno de nutrientes saludables y de que esté consumiendo suficientes calorías para que pueda llenarse. Esto marcará fácilmente la diferencia en cuanto al hambre que siente durante el período de ayuno.

•Acidez

•Dolores de Cabeza

A medida que su cuerpo se acostumbra a hacer un ayuno intermitente, hay ocasiones en que el cuerpo experimentará un dolor de cabeza punzante que no es constante, sino que aparece y desaparece. Existen diferentes razones por lo que esto sucede, incluyendo la deshidratación si usted no se asegura de tomar suficientes líquidos durante su ventana de ayuno. Es una buena idea monitorear sus líquidos y mantener siempre una botella de agua cerca. Cuando usted no está comiendo, es fácil olvidar que necesita beber y la deshidratación y los dolores de cabeza que la acompañan pueden pillarlo por sorpresa.

La deshidratación no solo puede causar dolores de cabeza, sino que también usted experimentar dolores de cabeza debido a una disminución en sus niveles de azúcar en la sangre. Algunas personas cuando deciden ayunar también liberarán más hormonas del estrés en el cerebro. La buena noticia es que estos desaparecen rápidamente. Solo asegúrese de beber mucha agua durante el día, mantenga algunos analgésicos y tómelos lentamente durante los primeros días.

•Confusión mental al inicio

•Puede afectar negativamente las hormonas de las mujeres

Algunas mujeres descubren que reaccionarán negativamente cuando realizan cambios en la cantidad de la comida que comen. Para algunas mujeres, esto no es un gran problema y pueden cambiar la forma en que comen sin muchos problemas para empezar. Sin embargo, para algunas mujeres cambiar la forma en que comen y cualquier señal de que están pasando al modo de inanición puede causar problemas con sus hormonas y puede ralentizar el metabolismo.

Hablaremos más sobre este tema en otro capítulo más adelante. Las mujeres a menudo son muy sensibles a los cambios en la forma en que comen. Para preservar el sistema reproductivo, las mujeres responderán de manera diferente a estos ayunos en comparación con los hombres y deben tener cuidado al comenzar cualquiera de ellos.

•Fatiga

Durante los primeros días y hasta una semana después de comenzar un ayuno intermitente, usted puede sentirse demasiado cansado. A muchas personas les preocupa que estén haciendo el ayuno de la manera equivocada o que no sea para ellos porque se sienten muy cansados cuando lo comienzan. Lo importante aquí es seguir adelante con el ayuno y darse cuenta de que sentirse cansado al principio es completamente normal.

Cuando usted piensa en todo lo que sucede cuando está en un ayuno, no debería sorprenderle tanto que se sienta muy cansado al principio. Con su dieta tradicional su cuerpo depende mucho de los carbohidratos y azúcares procesados que se convierten en glucosa en el cuerpo. La glucosa es una fuente de energía fácil y sencilla y que el cuerpo buscará activamente. Sin embargo, nuestros cuerpos no queman eficazmente la glucosa que comemos y gran parte de ella se almacena como grasa corporal, incluso cuando queremos más.

Con el ayuno intermitente, eliminamos esa fuente de energía fácil durante largos períodos de tiempo. El cuerpo debe aprender a encontrar buenas fuentes de energía que no sean glucosa para mantenernos en funcionamiento y esto puede ser difícil. Para los que tenían malos hábitos alimenticios antes del ayuno puede ser difícil para el cuerpo saber qué hacer para obtener combustible.

El cuerpo se sentirá cansado mientras esté buscando la energía que necesita. Usted se sentirá agotado y como si solo quisiera dormir todo el día. Pero su cuerpo tardará solo unos días en comenzar a utilizar el glucógeno almacenado o la grasa corporal almacenada como combustible y obtendrá la energía de vuelta. Hasta ese momento, tómelo con calma, evite estar cerca de cualquier cosa que le estrese o que le irrite y estará bien. La irritabilidad y la baja tolerancia al estrés son comunes durante el ayuno.

Para la mayoría, estos efectos secundarios negativos solo serán temporales. A medida que su cuerpo se adapte a esta nueva forma de comer se acostumbrará y no tendrá que lidiar con ellos. Simplemente mantenga el ayuno y después de una semana más o menos en el régimen, notará una gran diferencia, ya que la mayoría de los efectos secundarios habrán desaparecido.

Capítulo 14: Hombre vs. Mujeres: ¿Por qué las mujeres deben ayunar de forma diferente a los hombres?

Seguir un ayuno intermitente puede ser una excelente manera de ayudarle a usted a aumentar su metabolismo, reducir sus calorías y perder peso mientras mejora su salud al mismo tiempo. Hay muchas maneras en las que puede hacer un ayuno intermitente y, con todos esos métodos, es fácil para todos ayunar según su estilo de vida. Sin embargo, las mujeres a menudo tienen que seguir algunas reglas especiales cuando realizan un ayuno intermitente para evitar sensibilidades a estos cambios en la alimentación que pueden alterar sus hormonas y causar problemas.

La manera en que los hombres y las mujeres ayunan es diferente y muchas veces las mujeres deberán tomar precauciones y tener cuidado cuando decidan ayunar.

A muchas mujeres les ha preocupado seguir un ayuno intermitente porque se sienten intranquilas por los posibles problemas metabólicos e interrupciones de los períodos menstruales y otras cosas por este tipo de ayuno. Por ello, las mujeres van a responder de manera diferente a los hombres con estos ayunos.

Esto no significa que las mujeres no alcancen a ver los resultados. Solo significa que usted debe tener cuidado con la forma en que ayuna y hacerlo lentamente para obtener mejores resultados. Este capítulo analizará algunos de los aspectos básicos que usted puede tener en cuenta como mujer en un ayuno intermitente para obtener los mejores resultados.

Como mujer, cuando usted decide realizar un ayuno intermitente debe tener cuidado con el método que elija, cuánto ayuna y la cantidad de calorías y nutrición que consume cada día. Las mujeres a menudo son sensibles a los cambios en su dieta e incluso aun cuando obtienen suficiente nutrición y calorías mientras ayunan, los períodos más largos de no comer pueden afectarles negativamente.

Las mujeres aún pueden seguir un ayuno intermitente y ver algunos resultados excelentes, pero deben tomar algunas precauciones adicionales para asegurarse de que lo están haciendo de una manera segura y eficaz para ellas. Para algunas mujeres, estas precauciones no son necesarias y podrán hacer un ayuno sin tener ningún efecto negativo. Para otras mujeres, este capítulo les ayudará a asegurarse de que escuchen a sus cuerpos y se mantengan a salvo mientras ayunan.

¿Qué le sucede a las hormonas de las mujeres mientras ayunan?

El ayuno intermitente puede no parecer un gran problema para la mayoría de las personas. Es posible que piensen que involucrarse y experimentar un poco no va a suponer una gran diferencia. Pero para algunas mujeres, estas pequeñas decisiones pueden tener un gran impacto. Las hormonas que son responsables de regular las funciones clave en las mujeres, incluidas la ovulación y la reproducción, pueden ser sensibles con respecto a la energía que ingieren.

En ambos sexos, el eje hipotálamo-hipófisis-gonadal, que es el funcionamiento cooperativo de tres glándulas endocrinas, puede actuar como un controlador de tráfico aéreo. Primero, su hipotálamo liberará una hormona conocida como GnRH. Esto luego le dirá a su glándula pituitaria que libere la hormona LH y la hormona FHS.

Estas dos hormonas actuarán sobre las gónadas del individuo, que serían los ovarios o los testículos. En las mujeres esto significa que estas hormonas van a desencadenar la producción de progesterona y estrógeno, las cuales son necesarias para liberar un óvulo maduro y ayudar a mantener un embarazo. Para los hombres estas hormonas van a desencadenar la producción de testosterona y la producción de esperma.

Se supone que esta reacción ocurre en un momento específico para ayudar a que el ciclo en las mujeres se mantenga lo más regular posible. Para que esto suceda, los pulsos de GnRH deben cronometrarse para que todo funcione en el momento correcto. Sin embargo, el problema se presenta porque estos pulsos son muy sensibles a los factores del entorno. Usted podrá pasar estas cosas por alto con el ayuno si no le presta atención a su cuerpo y a lo que está sucediendo. Incluso un ayuno a corto plazo puede terminar causando muchos problemas para las mujeres.

¿Por qué el ayuno intermitente parece afectar más a las mujeres que a los hombres?

Muchos estudios no están seguros de por qué el ayuno intermitente afecta más a las mujeres que a los hombres. Unos piensan que tiene que ver con los niveles de kisspeptina en mujeres frente a hombres. Esta es una molécula que las neuronas usan para comunicarse entre sí. Esta hormona va a estimular la producción de GnRH en ambos sexos y tendrá una sensibilidad muy alta a las hormonas insulina, leptina y grelina, que son responsables de regular el hambre y la saciedad.

Una cosa interesante es que las hembras producen niveles más altos de esta hormona en comparación con los hombres. A mayor cantidad de esta hormona en el cuerpo, mayor será la sensibilidad a cualquier cambio en el balance energético. Esta puede ser una buena pista de por qué a muchas mujeres les cuesta practicar cualquiera de estos ayunos.

Para muchas mujeres que hacen ayuno, la mejor opción que pueden probar es limitar la cantidad de tiempo a la hora de comenzar. Elegir opciones como la dieta 5:2 o la dieta 16/8 a menudo es lo mejor, pero deben evitar opciones como la dieta del guerrero.

¿Hay algún momento en el que usted deba dejar de hacer un ayuno intermitente?

Recuerde que muchas mujeres serán sensibles a los cambios en la alimentación. Si bien la mayoría de las mujeres pueden evitar los problemas simplemente entrando lentamente a su ayuno intermitente, otras mujeres pueden encontrar que el ayuno intermitente no es para ellas y necesitan probar algo más. El comienzo de ciertos síntomas es la forma en que el cuerpo le dice que las cosas deben cambiar. Muchos de estos síntomas pueden llevar a enfermedades graves y problemas de salud en el futuro. Algunas de las señales de que el ayuno intermitente está causando problemas en lugar de beneficios y que es hora de detenerlo incluyen:

- Usted siempre tiene frío y no puede calentarse.

- Usted observa que su sistema digestivo se ha ralentizado.

- Usted no tiene interés en la vida romántica, especialmente si usted tenía una buena vida romántica antes del ayuno.

- Usted siente que su corazón tiene ritmos extraños. Cuidado con los latidos rápidos en momentos aleatorios.

- Usted tiene muchos cambios de humor y parece que están todo el tiempo.

- Usted nota que cuando surge algún tipo de estrés en su vida, su tolerancia es baja y parece que no puede manejarla en absoluto.

•Si usted termina lastimándose durante su tiempo de ayuno y tiene muchos problemas para curarse. O si usted comete un error y tiene problemas para solucionarlo sin importar lo que esté sucediendo.

•Cuando usted termina un entrenamiento mientras ayuna y le cuesta recuperarse. Si usted solía entrenar y empieza a tener problemas para recuperarse una vez que comience a ayunar, también es algo que debe tener en cuenta.

•Usted observa que su piel está muy seca cuando ayuna y nada parece ayudar.

•Usted nota que se le está cayendo el pelo.

•Es difícil para usted quedarse dormida e incluso cuando se duerme, es difícil mantenerse dormida por la noche.

• Usted observa que su ciclo menstrual está cambiando. Puede ser irregular durante más de un mes o si se da cuenta de que pierde su ciclo durante algunos meses seguidos y no está embarazada.

Si usted comienza a notar que algunas de estas condiciones le están afectando, entonces puede ser el momento de hacer algunos cambios en su horario de ayuno. Si se encuentra en un ayuno de días alternos, entonces tal vez vuelva al método de comer- dejar de comer- comer o al método 16/8 para ayudarle a perder peso. Estos son más fáciles para el sistema y no afectarán sus niveles hormonales en absoluto. Si ya estaba haciendo alguno de estos ayunos entonces puede ser el momento de detener el ayuno intermitente por completo.

Capítulo 15: ¿Qué debe esperar cuando comience un ayuno?

Una vez que usted comienza con el ayuno puede que esté ansioso, pues no sabe qué esperar. La mayoría de nosotros rara vez nos hemos perdido una comida a menos que estuviéramos enfermos y hemos pasado la mayor parte de nuestras vidas diciéndonos que el ayuno es muy malo para nuestra salud. Incluso, sabiendo todos los grandes beneficios para la salud que se han analizado en este libro, aún puede ser un poco difícil entender qué sucederá cuando comience su ayuno.

La situación puede ser difícil cuando realice los primeros ayunos. Si puede superar los primeros dos o tres, entonces las cosas se ponen más fáciles, pero prepárese para un par de días difíciles a medida que comienza a adaptarse. El hambre que le molesta al principio, comenzará a disiparse un poco y se puede calmar con la ayuda de un vaso de agua. También puede tratar algunos otros problemas, como los dolores de cabeza y la acidez estomacal de los que hablamos antes, pero estos a menudo desaparecen después de algunos ayunos.

Algunas personas experimentarán más problemas con su ayuno en comparación con otras. Nadie está muy seguro de por qué algunas personas tienen problemas más grandes, pero puede tener que ver con la dieta que usted tenía antes de comenzar a ayunar. Una causa de que el ayuno sea más difícil para algunos en comparación con otros es un fenómeno que se conoce como inflexibilidad metabólica. Los efectos secundarios pueden golpearle con fuerza cuando el cuerpo se ha acostumbrado tanto a la cantidad constante de carbohidratos y azúcar de los alimentos que está fuera de práctica y recurre a nuestras reservas de grasa para obtener energía. Sin embargo, el cuerpo es muy adaptable y, después de unos pocos ayunos, aprenderá cómo acceder a las reservas de grasa para mantenerse energizado y los efectos secundarios se desvanecerán.

Hay algunos problemas diferentes que un principiante de ayuno puede experimentar. Algunos de estos incluyen:

- Hambre intensa: estos dolores por hambre aparecerán y desaparecerán durante el día. Estos dolores son como olas, en lugar de algo que simplemente se acumula, por lo que solo necesita encontrar formas de distraerse para hacerlo más fácil.

- Dolores de cabeza: estos son comunes cuando empieza por primera vez. Tomar algunos analgésicos y beber muchos líquidos puede ayudar.

- Mareo: algunas personas afirman sentirse un poco mareados y desvanecidos cuando hacen ayuno. Cuando usted llegue a su ventana de comer, coma algo un poco salado.

- Sentirse cansado: esto va a suceder porque el cuerpo no ha tenido tiempo de aprender cómo acceder a las reservas de grasa que tiene como combustible. Una bebida salada puede ayudar con esto.

- Mucha irritabilidad: esto puede ser un gran problema cuando usted está cerca del final de su ayuno. Planear las comidas que usted va a comer con anterioridad puede realmente ayudar. Tenga en cuenta que su temperamento puede ser breve, aprenda a mantener la calma o mantenerse alejado de otras personas.

•Insomnio: algunas personas tienen problemas para quedarse dormidos cuando realizan sus primeros ayunos. La buena noticia es que la mayoría de estos efectos se desvanecerán en una semana o menos. Tener un buen plan de comidas la primera vez que comience su ayuno intermitente y cumplirlo puede marcar una gran diferencia en lo bien que se siente y en el éxito del ayuno. Cuando planifique las comidas, agregue muchos nutrientes y tenga en cuenta que su primera comida sea la más grande para ayudar al cuerpo a obtener suficiente sustancia después de ayunar.

También hay algunas cosas que puede hacer para reducir los efectos secundarios de un ayuno intermitente y ayudarle a estar mejor preparado para este tipo de plan de alimentación. Primero, tómeselo con calma durante las primeras semanas. Si tiene un gran proyecto en el trabajo u otra situación estresante, entonces espere para comenzar con un ayuno intermitente.

Estas situaciones harán que tenga ganas de comer todo el tiempo y pueden causarle dolores de cabeza e irritabilidad. Añadir un ayuno intermitente además de todo eso, solo empeorará las cosas. ¡Considere tomarse unos días de descanso en el trabajo si puede o simplemente elija un momento que sea menos estresante y exigente para que pueda obtener los mejores resultados!

La planificación de comidas es otra opción que puede elegir. Después de que usted termine con un ayuno, especialmente durante las primeras veces, estará realmente hambriento. El cuerpo no está acostumbrado a pasar tanto tiempo sin comer y tan pronto como pueda comer algo, querrá engullir todo lo que pueda. Si no tiene un plan en marcha, comerá todo lo que está en la cocina y consumirá demasiadas calorías en el proceso.

Usted puede evitar este problema con un buen plan de comidas. Puede preparar sus comidas con anticipación, especialmente para los períodos de alimentación inmediatamente después de que termine su ayuno. De esa manera, cuando usted termine el ayuno, simplemente puede tomar la comida preparada y disfrutarla sabiendo que la comida tiene todos los buenos nutrientes que su cuerpo necesita y que lo llenarán.

Una cosa que hay que recordar acerca de la planificación de las comidas con el ayuno intermitente, es considerar hacer un poco más grande la primera comida después de un ayuno. Muchos de nosotros elegimos la cena como nuestra comida más importante, pero cuando usted termina con un ayuno el cuerpo tiene hambre y lleva mucho tiempo sin comer nada. Ciertamente, usted puede proporcionarle una pequeña comida después del ayuno, pero terminará hambriento e insatisfecho. Una mejor opción es agregar un poco más a esa primera comida para ayudar a proporcionar nutrientes al cuerpo y hacer que se sienta mejor. Esto puede hacer que el ayuno sea más placentero y se asegurará de que usted no atacará el refrigerador simplemente porque todavía tiene hambre después de su ayuno.

Capítulo 16: Mantener el Ayuno: ¿Qué está permitido durante el ayuno?

Muchas personas se preguntan qué se les permite comer durante su estado de ayuno. Comprenden que deben evitar las bebidas con calorías, alimentos y bocadillos durante este tiempo. Sin embargo, ¿qué pasa con algunos de los artículos que pueden no ser considerados como alimentos, como los chicles, mentas para el aliento e incluso medicamentos? Estos pueden estar en un tipo de área gris cuando se trata de ayuno intermitente.

El tipo de ayuno que usted siga determinará qué puede comer y aún mantener para el ayuno. Por ejemplo, el ayuno de un día alterno regular no le permitiría comer nada en sus días de ayuno, pero la versión modificada le permite consumir hasta 500 calorías durante esos días de ayuno.

Sin embargo, en todos los tipos de ayuno cuando usted está ayunando y sin comer la única comida permitida, debe abstenerse de ingerir alimentos y bebidas que contengan azúcares y calorías adicionales. Veamos más de cerca lo que está permitido cuando usted está ayunando y cómo asegurarse de mantener su estado de ayuno.

El Estado de Ayuno

En la mayoría de las formas de un ayuno intermitente, se le pedirá que separe sus períodos de alimentación y de ayuno. Durante los períodos de alimentación se le permite comer la cantidad de alimentos integrales y nutritivos que el cuerpo necesita para mantenerse saludable. Cuanto más se pueda llenar con alimentos saludables, mejor se sentirá cuando vuelva a su periodo de ayuno. Concéntrese en los granos integrales, proteínas magras, muchas frutas y verduras y algunos productos lácteos saludables si puede consumirlos. Limite todo lo posible la comida chatarra y procesada.

Sin embargo, cuando usted está ayunando necesita mantener el ayuno. No debe comer nada durante la porción de ayuno de este programa de alimentación. Esto permite al cuerpo entrar en el estado de quema de grasa que necesita y puede ayudarle a reducir las calorías. Puede beber tanto café, té y agua como desee para asegurarse de mantenerse hidratado.

Cuando se trata de ayunar, se debe evitar todo excepto los líquidos que mencionamos anteriormente. Si las circunstancias especiales le afectan entonces usted puede tener eso en cuenta y hacer algunos cambios en su ayuno. Pero esta es una excepción y no la regla. Para la mayoría de las personas que practican un ayuno intermitente, lo mejor es evitar comer cualquier cosa y solo consumir las bebidas enumeradas anteriormente para asegurarse de que no caiga en deshidratación.

Si usted se mete algo en la boca es porque se trata de algo que debe ingerir mientras esté en su ayuno. Esto puede incluir cualquier comida y bocadillos, así como mentas para el aliento, chicle, etc. Algunos protocolos de ayuno pueden permitirle consumir estos productos y no considerarlos como una interrupción de su ayuno. Sin embargo, en su mayor parte es mejor abstenerse de cualquier cosa, excepto las bebidas no calóricas. Se pueden hacer excepciones con cosas tales como la medicación. Si necesita tomar un determinado medicamento cada día, puede considerar seguir la dieta 5:2 o un ayuno alternativo modificado para que pueda tomar algo de comida junto con su medicamento para evitar enfermar en el proceso. Los suplementos y otros productos similares también deben evitarse hasta que pueda comer algo con ellos.

La idea del café a prueba de balas o "bulletproof coffee" se ha introducido recientemente y muchas personas se preguntan si debería contarse como algo que rompe el ayuno. Es el café, que es una de las bebidas permitidas durante el ayuno, pero este tipo de café agrega otros ingredientes que aumentan su cantidad de calorías.

En la mayoría de los casos, lo consideraría como algo que rompe su ayuno porque también contiene otros alimentos y calorías. Usted puede introducirlo fácilmente con la primera comida que consume durante el día y obtener los mismos resultados. Sin embargo, si su protocolo dice que no está rompiendo el ayuno, entonces también está bien seguir esa regla de oro.

La Dieta 5:2 y el ayuno en días alternos modificado

Con el ayuno en días alternos modificado y la dieta 5:2 hay reglas ligeramente diferentes. Estos métodos le permiten comer un poco en su día de ayuno, pero usted debe mantener esto al mínimo. No se le permite quedarse pastando y no puede simplemente comer lo que quiera o volverá a su estado original.

En ambas versiones de ayuno intermitente usted puede consumir hasta 500 calorías por día. Con la dieta 5:2 la mayoría de las personas optarán por dos comidas durante el día de 250 calorías cada una. Con el ayuno en días alternos modificado se recomienda que ingiera solo una comida que sume 500 calorías preferiblemente hacia el final del ayuno o antes de irse a la cama. Ambos pueden ser efectivos, por lo que puede elegir el método que más le convenga.

En ambas versiones modificadas cuando usted coma debe asegurarse de que sus comidas sean lo más nutritivas posible. Usted descubrirá rápidamente que comer un montón de basura no le va a llenar y puede hacer que su ayuno sea aún más miserable cuando comiencen los antojos. Piénselo. Dos rosquillas equivalen a 500 calorías; sin embargo, definitivamente no son tan abundantes y nutritivas como un pavo o pollo, media taza de fruta, media taza de verduras y un vaso de leche u otra comida similar. Elija sus comidas con prudencia y no se sentirá privado cuando esté en el ayuno.

Fuera de las 500 calorías que puede consumir en estas versiones modificadas, debe seguir las mismas reglas que en los otros ayunos. No se le permite comer nada durante el ayuno. Los suplementos a menudo se desaconsejan y deben guardarse para su ventana de alimentación para evitar el malestar estomacal. Se deben evitar las sodas y otras bebidas azucaradas, pero puede tomar agua, té y café. Si tiene medicamentos que debe tomar en ciertos momentos, entonces está bien, pero si tiene algo de libertad sobre cuándo tomarlos, espere hasta que la ventana para comer comience nuevamente.

Capítulo 17: ¿Cómo puede usted seguir su progreso mientras ayuna?

Cuando usted hace un ayuno intermitente quiere ver resultados. Pero, ¿cómo sabe cuándo está viendo resultados? Solo con mirarse al espejo todos los días puede ser difícil ver cuando ocurren. Aquí hay algunas formas en las que usted puede hacer un seguimiento de su progreso para que cada vez que quiera controlarse o cuando necesite un poco de motivación adicional, pueda ver lo lejos que ha llegado.

Tome fotos de su progreso

A nadie le gusta tomarse fotos de ellos mismos cuando están al comienzo de su diario de pérdida de peso. Sin embargo, no importa lo incómodo que le haga sentir tomarse esa fotografía cuando no está en forma, pues saber dónde se encuentra cuando usted comienza con el ayuno o con cualquier tipo de plan de dieta puede ser esencial. Para muchas personas es fácil confiar en la báscula y dejar que sea esta la que esté a cargo, pero si usted considera cuestiones como la distribución del peso corporal, las ganancias de masa magra y el peso del agua, solo con mirar el número de la báscula puede hacer que se pierda muchos buenos cambios que están ocurriendo.

Tomarse la foto es muy importante. Sí, usted ya se mira al espejo todos los días, pero como ya lo hace al menos una vez al día los cambios que se produzcan serán prácticamente imperceptibles. Debe tomarse las fotografías para asegurarse de que realmente puede ver los cambios.

Las imágenes son agradables porque le dan una cierta separación del espejo para ver lo que realmente está sucediendo. Pueden permitirle ver de dónde comenzó y luego comparar eso con el lugar donde se encuentra ahora. Incluso puede poner las imágenes una al lado de la otra y ver si esto prueba que hay algunos cambios importantes que han ido ocurriendo con el tiempo.

Cuando usted esté comenzando con un ayuno intermitente, asegúrese de tomar fotografías de frente, los costados y la parte posterior. Luego, cada pocas semanas o cada mes tome esas mismas fotos nuevamente. No succione su estómago ni lo saque, simplemente manténgase relajado y mantenga las condiciones entre una imagen y otra, tan similares como pueda. Esto hace que sea más fácil obtener resultados precisos y ver qué está pasando. Si es posible, asegúrese de llevar el mismo atuendo, tome las fotografías casi a la misma hora del día y trate de mantener la misma iluminación y ángulos.

Después de haber estado en su ayuno intermitente durante algunos meses, saque estas imágenes y compárelas una al lado de la otra. Si bien puede haberse estado mirando en el espejo y no haber notado diferencias, estas imágenes deben contar una historia diferente. Si siguió el ayuno intermitente de la manera correcta y siguió una dieta saludable, podrá notar la diferencia de un conjunto de imágenes al siguiente y la diferencia entre el primer conjunto de imágenes y dónde se encuentra en este momento.

Compruebe los indicadores.

Este método se usa a menudo cuando se trata de levantar pesas, pero también puede hacerlo con otras opciones. Veamos primero el levantamiento de pesas. Cuando usted comience, tómese un tiempo para probar sus indicadores de fuerza. Compruebe y vea cuánto puede tirar y presionar. ¿Cuáles son sus números en cuclillas? Esto le da una buena idea de su línea de base para la fortaleza, y luego puede averiguar qué números son los más asequibles para trabajar en ellos. Si alguna vez usted se siente desanimado o como si no estuviera progresando, regrese a esos indicadores y observe lo fáciles que son y cuánto puede superarlos. Puede que le sorprenda lo mucho que ha aumentado su fortaleza.

Usted puede hacer esto con cualquier tipo de entrenamiento. Si usted comenzara a caminar como un ejercicio, vea lo rápido que puede hacer una milla y luego pruébese para ver si puede aumentar la velocidad. Si usted estaba comenzando y su límite para ejercitarse era de dos millas o 30 minutos de ejercicio cardiovascular, presiónese y vea lo lejos que puede llegar la próxima vez que se sienta desanimado.

Asegúrese de anotar estos números. Pueden ser excelentes indicadores de su fortaleza actual y puede usarlos para verificar si se está fortaleciendo o no. Muchas veces, pensamos que estamos estancados porque no somos capaces de alcanzar un objetivo particularmente difícil. Pero luego volvemos y nos probamos a nosotros mismos, y descubrimos que las cosas realmente cambiaron; simplemente no nos dimos cuenta.

Utilice la cinta métrica.

Usted puede estar confiando en la báscula para saber si está progresando o no, pero es importante recordar que no todo el peso que pierda va a ser grasa. Para ver si realmente está empezando a ser más ágil y ha progresado, incluso cuando la báscula no parece querer moverse, debe sacar una cinta métrica. Algunas áreas que puede medir son sus hombros, bíceps, muslos, cintura, caderas y pecho.

Saber las medidas alrededor de su cuerpo podría ayudarle a tener un cuerpo que sea proporcionado. Donde su cuerpo almacene gran parte de la grasa puede ser un gran signo de advertencia de complicaciones relacionadas con la obesidad. Estas complicaciones incluyen problemas como enfermedades del corazón, derrame cerebral y diabetes. Usted puede usar estas medidas para conocer la relación entre la cintura y la cadera y determinar si también corre un riesgo mayor de sufrir estos problemas.

Dado que el ayuno intermitente está destinado a ayudarle a perder peso y también a perder grasa corporal, la opción de la cinta métrica es una gran idea. A veces, la báscula no se moverá en la dirección que desea y esto puede ser frustrante. Sin embargo, cuando registra sus mediciones de forma regular verá cambios en el cuerpo, incluso si la báscula no se mueve de la manera deseada.

Para ayudarle a llevar un registro de sus propias mediciones personales, obtenga un diario y anote la fecha y las mediciones de al menos sus brazos, caderas y cintura. Puede medir cualquier otra parte del cuerpo que desee para mantenerse en el buen camino. Solo sostenga la cinta métrica contra la piel y mida alrededor, pero no tire con fuerza ni haga nada que pueda darle un número inexacto.

Usted debe comprobar estas medidas regularmente. Una vez al mes es una excelente línea de tiempo porque le da tiempo suficiente para ver algunos resultados. Si desea medirse más a menudo o hacerlo cada pocos meses, entonces esto también estará bien. Solo asegúrese de elegir un límite de tiempo lo suficientemente separado, pero no demasiado, para que usted pueda ver sus resultados.

¿Cuánta energía posee usted ahora?

Otro beneficio que usted puede obtener cuando realiza un ayuno intermitente es más energía. Una vez que haya terminado las primeras semanas de su ayuno y pueda ajustar el cuerpo a este nuevo horario de comidas, verá una tonelada de energía en su vida diaria. Medir la cantidad de energía que tiene a medida que avanza en su ayuno intermitente puede ayudarle a realizar un mejor seguimiento de cómo está funcionando el ayuno.

La mejor manera de monitorear esto, es tomarse unos minutos para registrarlo. Comience aproximadamente una semana antes de decidirse a ayunar. Describa la cantidad de energía que tenía, cómo era su estado de ánimo durante el día y algunas otras notas. Luego, mantenga este proceso a medida que empiece el ayuno intermitente. Siga escribiendo durante el próximo mes más o menos. Cuando se acabe el tiempo o cuando lo desee, mire hacia atrás las notas que tomó y vea qué diferencia hay en su estado de ánimo, niveles de energía y perspectiva de la vida.

Sus indicadores de salud.

Las visitas regulares al médico también pueden ayudarle a determinar si está progresando con su ayuno intermitente. Puede realizarse pruebas importantes como una prueba de detección de diabetes y colesterol y luego comparar los números. Muchas personas descubren que tienen más éxito cuando consultan con su médico. Antes de realizar un ayuno intermitente considere realizarse un chequeo y algunas pruebas simples para ver cómo están sus niveles.

Después de haber estado en el ayuno durante aproximadamente seis meses, regrese a su médico y verifique nuevamente esos niveles. Si estuvo haciendo un buen trabajo manteniendo su ayuno y comiendo alimentos saludables durante su ventana de alimentación, se sorprenderá gratamente con los resultados que obtendrá cuando regrese al médico.

Mida la grasa de su cuerpo.

Otra forma de verificar si el ayuno intermitente funciona para usted es midiendo la grasa corporal. Recuerde que uno de los beneficios de hacer un ayuno intermitente, es que usted   perderá mucha grasa abdominal además del peso. Si usted se toma el tiempo para medir su grasa corporal, podrá ver lo efectivo que es el plan de alimentación.

Las mediciones del pliegue cutáneo son una excelente manera de estimar el porcentaje de grasa que hay en su cuerpo en función de la grasa que se encuentra debajo de la piel. Si bien puede que no esté contento con el número que ve al principio, es una buena idea hacer esta medición porque le da un punto de partida cuando está a dieta.

Tenga en cuenta que a veces los resultados pueden ser hasta de un seis por ciento. Sin embargo, si usted sigue el mismo método cada vez que hace esto, será más fácil ver su progreso y determinar la cantidad de grasa que pierde según la tendencia de pérdida de porcentaje de grasa.

Pruébese ropa vieja.

Si usted está en un ayuno intermitente y siente que se ha estancado o simplemente quiere ver lo lejos que ha llegado, probarse la ropa vieja puede ayudarle a obtener una buena perspectiva de su avance. Claro, es posible que usted no haya alcanzado el objetivo que se propuso, pero cuando se pone un par de jeans viejos que solían estar ajustados y ahora están holgados, ¡ciertamente puede hacerle sentir bien! Si bien es una buena idea deshacerse de mucha de su ropa vieja a medida que usted rebaja para no tener la tentación de volver a comer mal y tener la ropa allí y lista, mantener algunas prendas que usar como medida puede ser una buena idea para darle seguimiento a su progreso.

Utilice la báscula.

Otra forma en que usted puede medir y hacer un seguimiento del progreso que obtiene durante el ayuno intermitente es usar la báscula. Esto le ayuda a ver exactamente cuánto peso ha perdido y cuánto ha avanzado desde que comenzó. La razón por la que está tan abajo en la lista es porque no siempre es el mejor indicador.

Claro, usted quiere ver que su peso baja. Esto le ayuda a combatir muchas afecciones de salud y demuestra que está más saludable y en mejor forma en general. Pero si agrega ejercicios, especialmente el entrenamiento de fuerza, es posible que los números no siempre se sumen de la manera correcta. El músculo pesa más que la grasa, así que mientras quema grasa con su ayuno puede estar acumulando músculo y eso le puede dar un número más alto en la báscula. Use la báscula como herramienta, pero asegúrese de que se usa como complemento de los otros métodos que se analizaron aquí

.

Capítulo 18: ¿Usted debe hacer ejercicio mientras ayuna?

El ayuno intermitente más efectivo es aquel en el que también se agregan muchos ejercicios saludables. El ayuno intermitente puede hacerle mucho bien a la hora de reducir calorías y ayudarle a perder peso, pero la otra parte de la ecuación para usted es que también debe agregar algo de ejercicio. El ejercicio puede ayudarle a mantener su masa muscular, quemar más calorías de las que quemaría con el ayuno solo y darle más energía para pasar el día.

Una pregunta común que pueden hacerse las personas en un ayuno intermitente es cómo pueden agregar más ejercicio a su día y cuáles son los mejores. Para que sea sencillo, cualquier ejercicio que disfrute y que siga haciendo a largo plazo será perfecto. Sin embargo, hay ocasiones en que un entrenamiento específico será más efectivo o agradable para usted.

Si puede, lo mejor es hacer una buena combinación de ejercicios con entrenamiento con pesas, cardio y entrenamiento de fuerza combinados. Pero hacer un tipo de ejercicio que usted ame, es mejor que no hacer nada en absoluto. Exploremos algunos de los diferentes tipos de ejercicios que usted puede considerar con el ayuno intermitente y cómo realizarlos de manera segura para obtener los mejores resultados.

Levantamiento de pesas y el ayuno Intermitente

A muchas personas les gusta comenzar un entrenamiento con pesas o entrenamiento de fuerza cuando se someten a un ayuno intermitente. Esto puede ser beneficioso de varias maneras. Primero, le ayuda a desarrollar muchos músculos magros y fuertes que le hacen lucir más tonificado y puede quemar más grasa y calorías que con solo el ayuno intermitente. El entrenamiento de fuerza también puede funcionar cuando usted esté en un estado de ayuno porque no necesita quemar combustible tan rápido como lo necesitaría con cardio.

Muchas personas que agregan entrenamiento con pesas a su rutina lo harán mientras estén en ayunas, aunque está bien hacerlo en cualquier momento que tenga tiempo. Hacer esto durante el estado de ayuno puede ayudarle a quemar más glucógeno que antes, brindándole mejores resultados.

Si elige entrenar con pesas durante un ayuno, intente organizarlo de manera tal que termine su ventana de ayuno justo después de que el ejercicio haya terminado. De esta manera, puede obtener los beneficios del entrenamiento mientras está en ayunas y luego puede proporcionarle al cuerpo los nutrientes que necesita para reparar esos músculos una vez haya terminado el entrenamiento.

La mejor opción del entrenamiento con pesas mientras realiza un ayuno intermitente es hacer menos repeticiones con más peso. Esto le ayudará a obtener el músculo más fuerte y que se ve delgado sin tener que pasar horas en el gimnasio. Comience con poco y tal vez incluso omita los entrenamientos al principio. Se volverá más fuerte y podrá aumentar de peso, pero recuerde que este es un momento en el que su cuerpo se está ajustando, por lo que nunca debe forzar.

¿Es una buena idea incluir HIIT en su plan de ejercicios?

Usted quizás desee considerar agregar a su programa de ejercicios HIIT o entrenamiento de intervalos de alta intensidad. Este tipo de ejercicio realmente puede ayudar a agregar muchos beneficios adicionales de salud y no requiere que pase horas en el gimnasio como otros métodos o formas de ejercicio.

Los investigadores han estudiado los ejercicios HIIT y han descubierto que pueden ser efectivos. Se ha demostrado que hacer tres rondas de 20 segundos de HIIT tres veces a la semana puede dar al cuerpo tantos beneficios como los que se obtienen mientras se corre en la máquina para correr. En lugar de pasar todo ese tiempo corriendo en la máquina para correr o en el gimnasio, usted puede dedicar entre 10 y 15 minutos a su entrenamiento y obtener los mismos beneficios.

Para aquellos que están comenzando con su ayuno intermitente y no están acostumbrados a los efectos, o aquellos que no están acostumbrados a hacer mucho ejercicio, puede ser un buen plan para ayudarles a comenzar. Obtendrá un montón de beneficios con solo una breve ráfaga de ejercicio, y ¿quién no querría eso?

Usted puede elegir entre varias opciones de HIIT. Puede hacer todo el entrenamiento basándose en esta idea o encontrar maneras de agregarlo a su entrenamiento regular. Por ejemplo, usted puede hacer diez minutos de estas rachas o salir a caminar dos millas y agregar tres o cuatro rondas con una carrera corta que dura aproximadamente 20 segundos cada una. Ambos le brindarán buenos beneficios para su salud en un período de tiempo más corto.

¿Usted debe preocuparse por preservar su masa muscular durante un ayuno intermitente?

Muchos expertos coinciden en que el 80 por ciento de los beneficios para la salud que se obtienen del ejercicio y la dieta, provienen de su dieta. El otro 20 por ciento vendrá del ejercicio que usted hace. Esto significa que es más importante concentrarse en consumir los tipos correctos de alimentos para ayudarlo a perder peso y mantener intacta su fuerza muscular. Sin embargo, agregar ejercicio a la mezcla realmente puede ayudarle a estar más saludable.

Algunas investigaciones analizaron los datos de los participantes que estaban en el programa "The Biggest Loser". La información que se examinó para esta investigación incluyó la tasa metabólica en reposo, la cantidad total de energía utilizada y la grasa corporal total de todos los participantes y estas cifras se midieron tres veces. Se midieron en el momento justo en que comenzó el programa, después de seis semanas de inicio del programa y finalmente se midieron después de 30 semanas.

Los investigadores descubrieron que la dieta que consumían los participantes era la principal responsable de la pérdida de peso y que solo alrededor del 65 por ciento de esa pérdida de peso provino de la grasa corporal. El resto provino de una pérdida de masa muscular magra. Los que hicieron ejercicio solamente, perdieron únicamente grasa con un ligero incremento de la masa muscular magra. Esto significa que es posible perder un poco de masa muscular si solamente se sigue una dieta, pero si se agrega ejercicio usted podrá mantener e incluso aumentar esa masa muscular mientras hace una dieta saludable, como en un ayuno intermitente

.

Capítulo 19: ¿Qué sucede si usted no ve los resultados de su ayuno?

El ayuno intermitente es una excelente manera de obtener la mejor salud de su vida y perder peso al mismo tiempo. Sin embargo, hay ocasiones en que es posible que no vea los resultados exactos que desea. Cuando esto sucede, muchos ayunadores se preguntan por qué no están perdiendo peso. Generalmente hay una explicación bastante simple para esto. La más común es que ha perdido algo de peso, pero debido al aumento del tono muscular o las variaciones naturales que se producen en el peso de su cuerpo durante el día, no aparece en la báscula. Hay varias razones por las que es posible que usted no vea los resultados de su ayuno intermitente de inmediato, y algunas de estas son:

- *¿Cuánto tiempo ha estado haciendo el ayuno intermitente?*

La duración de su ayuno intermitente puede marcar la diferencia. Si ha comenzado recientemente con el ayuno no verá una gran de pérdida de peso en solo una semana. Tomará un poco de tiempo para que su cuerpo se adapte a este nuevo plan de alimentación. Si bien muchas personas que realizan un ayuno experimentan de inmediato una pérdida de peso, esta pérdida temprana de peso se debe al cambio en la cantidad de agua que el cuerpo retiene.

Esto significa que una de las razones por las que usted no ve mucha pérdida de peso, es porque al principio no perdió mucha agua. Incluso usando una cinta métrica para revisar su cintura y otras partes del cuerpo puede ser un poco lento poder ver las diferencias que se producen en función de dónde pierde la grasa.

Si usted ha estado en el ayuno durante mucho tiempo y ha dejado de perder peso o parece que está alcanzando una meseta, podría haber varias causas. Estas pueden ser:

> oSi está perdiendo peso lentamente, el peso real que se pierde puede ocultarse por muchas otras variaciones naturales que atravesamos cada día. Nuestro peso puede variar aproximadamente dos libras hacia arriba o hacia abajo debido a la forma en que el cuerpo retiene el agua o los alimentos que pasan por nuestro sistema. Si usted estaba perdiendo peso y luego parece detenerse, podría deberse a algunas de las variaciones que ocurren en su cuerpo. Es posible que usted se esté aferrando más al agua o incluso ganando algo de músculo.

> oEn segundo lugar, a medida que usted comience a perder peso el cuerpo necesitará menos energía para sobrevivir, por lo que la velocidad de la pérdida de peso se reducirá e incluso podría estabilizarse. Para lograr un mayor progreso, usted deberá esforzarse por usar más energía cada día al aumentar sus niveles de actividad. Combine esto con una reducción en la cantidad de calorías que ingiere cada día. Cada vez que se estanque su pérdida de peso, considere recalcular sus necesidades diarias de energía para ver si necesita cambiarlas.

> oEn tercer lugar, a medida que se sienta cómodo con el ayuno intermitente, es más fácil dejar que las cosas se relajen un poco y es posible que usted no sea tan

estricto con respecto a su ingesta de calorías en los días de ayuno o la duración de su ayuno. Esta pérdida de concentración puede ser una razón por la que usted ya no está perdiendo peso o una razón por la que se ha estancado.

Si alguna de estas cosas le están sucediendo a usted, es importante mantener la calma y esperar un poco. Es posible que deba esperar unas semanas para saber si realmente se estabilizó o no. Mientras tanto, vuelva a calcular la energía que gasta durante el día y verifique que no esté consumiendo más calorías o cortando su ayuno antes de lo que piensa. Si nada funciona, puede ser el momento de actualizar a una versión diferente del ayuno, como pasar de la dieta 5:2 al ayuno en días alternos.

¿Cuánto peso quiere perder y cómo de rápido?

Si usted tiene un peso bastante saludable y no necesita perder mucho, entonces encontrará que la tasa a la que pierde peso va a ser mucho más lenta en comparación con alguien que tiene bastante peso que perder. Si ya está cerca de su rango de peso saludable, está en forma y está tratando de perder algunas libras en solo una semana o dos, entonces puede terminar decepcionado en este proceso. El ayuno intermitente aún puede funcionar, pero debe darse cuenta de que llevará más tiempo a aquellos que están más cerca de su rango de peso ideal y saludable.

A medida que usted tenga menos grasa, su cuerpo reducirá la pérdida de peso a través de varios métodos diferentes. Aunque los científicos aún están debatiendo si nuestros cuerpos tienen un peso fijo preferido en el cual los esfuerzos por perder peso se estancarán, en la práctica, muchas personas tienen este problema. Si usted ya tiene un peso bastante saludable, entonces puede ser el momento de considerar si necesita hacer algunas revisiones si su objetivo es perder peso.

Si usted aún desea perder algo de peso, o si tiene mucho peso que perder y se queda estancado, es posible que algunos problemas médicos sean la razón. Algunas afecciones, como la fibromialgia, el SOP y los problemas de tiroides, pueden dificultar la pérdida del peso que le gustaría.

Lo mejor que usted puede hacer es pensar en la cantidad que necesita perder para ayudarle a estar más saludable en lugar de fijarse un objetivo difícil de alcanzar. También debe aceptar que la pérdida de peso puede ser un proceso muy lento, ya que el ayuno intermitente se trata de mejorar su estilo de vida. El ayuno intermitente no es solo una moda que se intenta durante unas semanas; es algo que se mantiene durante mucho tiempo, incluso si eso significa que usted no perderá peso tan rápido como desea.

Dado que este tipo de alimentación tiene mucho que ver con la posibilidad de mantenerlo a largo plazo, puede ser el momento para considerar si un cambio en su método de ayuno le puede ayudar a perder peso más rápidamente. Cambiar las cosas de vez en cuando puede evitar que usted se aburra de su versión de ayuno intermitente y podría ayudarle a acortar su ventana para comer, por lo que es más fácil perder peso. ¿Por qué no probar el ayuno en días alternos durante unas pocas semanas o cambiar su alimentación de modo que coma menos carbohidratos? Estos simples cambios en el ayuno pueden marcar una gran diferencia en cuanto al disfrute de su ayuno e incluso la cantidad de peso que usted puede perder.

- *¿Usted está comiendo demasiado durante su ventana de comer o comiendo el tipo de comida equivocada?*

Otra razón por la que usted puede no estar perdiendo peso es que está comiendo en exceso durante los tiempos sin ayuno. Si bien el ayuno intermitente puede ayudarle a reducir su ingesta calórica, no es una panacea y todavía es posible que una persona coma demasiado durante sus períodos sin ayuno.

Lo primero que usted debe considerar si no perdió mucho peso, es que podría necesitar ingerir aún menos alimentos para mantener su cuerpo. Si ha pasado un tiempo desde que usted descubrió y definió cuántas calorías necesita consumir, entonces es el momento de hacerlo nuevamente. Es posible que descubra que, sin darse cuenta, ingiere más calorías de las que su cuerpo necesita, y es hora de reducirlas un poco más.

En algunos casos, es posible que usted esté haciendo bien su ayuno y de repente los días de hambre aumenten. El ayuno intermitente puede ayudarle a controlar el apetito, pero, a veces, esos días de hambre extra se van a ir de las manos. Cuando esto suceda, puede ser el momento de agregar un día de ayuno adicional a su horario o al menos extender la duración de su período de ayuno para ayudarle a recuperar el control del apetito nuevamente.

Si usted sufre de resistencia a la insulina tenga en cuenta que su cuerpo será muy sensible a los carbohidratos que tome, especialmente los carbohidratos refinados y los azúcares. Los carbohidratos estimularán al cuerpo para que libere insulina, lo que dificulta que usted queme la grasa almacenada. Algunas personas entran en un ciclo de hambre y muchos antojos al mismo tiempo cuando ingieren unos pocos carbohidratos.

Si esto le suena a algo parecido, puede que sea la hora de considerar cambiar el tipo de dieta en la que se encuentra. La mayoría de las personas están bien si se someten a una dieta que permita algunos granos integrales y otros carbohidratos, pero para aquellos que son sensibles a ellos y que parecen tener problemas con su ayuno, puede ser hora de comenzar una dieta baja en carbohidratos. Con este tipo de dieta, usted evitará todos los carbohidratos en sus días de ayuno y luego reducirá severamente los carbohidratos en sus tiempos de no ayuno. Esto le puede parecer extremo, pero le sorprenderá lo mucho que puede ayudarle cuando esté luchando por mantener sus calorías bajo control con un ayuno intermitente.

Antes de terminar, hablemos un poco del consumo de alcohol durante el ayuno. Algunas personas encuentran que el consumo de alcohol puede ralentizar la pérdida de peso y al mismo tiempo incrementar su apetito en los días de no ayuno. Esta sustancia también puede hacer las cosas más difíciles durante los días de ayuno. Esto se debe a que el alcohol influirá en la forma en la que el cuerpo maneja los carbohidratos y esto afecta particularmente al hígado. Si usted bebe alcohol mientras ayuna, puede ser el momento de considerar reducir la cantidad de alcohol que consume. No tiene que abandonarlo por completo, pero tenga cuidado y asegúrese de reducirlo o eliminarlo el día anterior a uno de sus ayunos para obtener los mejores resultados.

El ayuno intermitente puede ser una forma divertida de ayudarle a perder peso y ponerse en la mejor forma de su vida. Sin embargo, también hay ocasiones en las que alcanzará una meseta y no podrá perder más peso a pesar de seguir los mismos pasos que siguió en el pasado. Cuando esto le suceda, puede ser realmente frustrante y usted querrá descubrir cómo hacer que esto cambie. ¡Siga algunos de los consejos que se encuentran en este capítulo y no pasará mucho tiempo antes de que vuelva a perder peso!

Conclusión

Gracias por llegar al final de este libro "El Ayuno Intermitente: cómo perder peso, quemar grasa y aumentar la claridad mental sin tener que renunciar a todos sus alimentos favoritos". Espero que le haya proporcionado la información y todas las herramientas necesarias para alcanzar sus metas, cualesquiera que sean.

El siguiente paso es decidir si el ayuno intermitente es el protocolo de alimentación correcto que usted debe seguir. Este plan de alimentación le brindará una tonelada de grandes beneficios y puede ayudarle a perder peso sin sentirse privado en el proceso. Con los diferentes métodos de ayuno intermitente que están disponibles, es algo que realmente disfrutará y puede adaptarse fácilmente a su horario diario sin muchas complicaciones.

En este libro analizamos el ayuno intermitente y cómo puede ser mucho más efectivo que su plan de alimentación diario. Con la dieta estadounidense actual, estamos ingiriendo demasiadas calorías y entrando en un ciclo horrible que nos hace enfermar. El cuerpo puede desear esos alimentos malos porque le proporcionan una fuente de combustible fácil y constante, pero poco a poco nos estamos preparando para una gran cantidad de enfermedades crónicas.

El ayuno intermitente nos ayuda a cambiar todo eso. Nos da la opción de reducir la cantidad de calorías que consumimos durante el día y al mismo tiempo acelerar el metabolismo. Adicionalmente, usted no le dará al cuerpo una fuente constante de glucosa durante más tiempo, por lo que debe depender del glucógeno almacenado y otros recursos. Es por ello que no es de extrañar que el ayuno intermitente pueda ayudar a resolver problemas de salud al tiempo que nos ayuda a perder peso.

También examinamos algunos de los conceptos básicos del ayuno intermitente: cómo comenzar, los diferentes beneficios para la salud que puede obtener del ayuno, los pasos que puede seguir para aprovechar al máximo este método de ayuno, los efectos secundarios que puede notar cuando comienza, las cosas que puede hacer si el ayuno no parece funcionar bien para usted y cómo solucionar estos problemas y mucho más.

Si bien es cierto que existen muchos planes diferentes de alimentación y dieta, el ayuno intermitente parece funcionar bien para muchas personas. Les ayuda a aprender cómo escuchar a su cuerpo, cómo comer de manera más saludable y cómo permitir que su cuerpo ingrese en el modo de quemar grasa por sí solo.